LONGÉVITÉ OU MOYENS D'ALLONGER SON EXISTENCE

L'Abbé DUTRAY

LONGÉVITÉ

OU

MOYENS D'ALLONGER SON EXISTENCE

SUIVI DE

EFFICACITÉ DE L'EAU

CHATEAUDUN

IMPRIMERIE DE LA SOCIÉTÉ DU *PATRIOTE*. — H. PRUDHOMME Dr.

1891

PRODROME

J E me proposais de faire un traité, petit ou grand, sur la longévité humaine, ou sur les moyens de prolonger sa vie, son existence dans ce bas-monde. Dans ce but, j'ai ramassé et recueilli pendant plus de trente ans, au fur et à mesure de lectures variées, sur feuilles volantes, divers matériaux, notes et annotations de citations à faire, suivant le conseil de Pline le Jeune (voir ses lettres), à l'instar d'une abeille qui butine de fleurs en fleurs et d'arbres en arbres pour former son rayon de miel, et moi pour rédiger ce petit traité projeté sur la fin de ma vie.

Je marche maintenant sur un âge de quatre-vingt-cinq ans, d'une existence prolongée, comme vous voyez, sans avoir jamais été malade, du moins, et je veux dire, arrêté au lit, et y recevoir les médicaments des officiers de santé ; non, Dieu merci, ces boutiquiers n'ont ruiné ni ma *bourse*, ni ma *santé*, par la pharmaceutique et leur pharmacopée, jusqu'à ce jour. C'est unique, n'est-ce pas ? Seulement, j'ai eu quelques maux de dents, coliques, rhumes, maux de tête, parfois douleur sur telle ou telle partie du corps, le tout passager et d'une durée momentanée et sans aucune gravité, grâce à un régime de vie que j'ai suivi constamment depuis de longues années, et je peux dire depuis l'âge de raison, non pas par suite de mes réflexions d'alors, mais par suite de celles de mes parents, surtout des avis de mon bon père qui, comme un autre Tobie, portait ses enfants au bien par ses avis et ses exemples, c'est-à-dire à la vie sage, à la bonne conduite, pour ne pas vicier, et notre corps, et notre cœur, et notre esprit, et les rendre rabougris, rachitis, étiolés, efflanqués..... par des habitudes peccatrices..... les énervant, les épuisant, et même parfois les hébétant..... J'en ai connu plusieurs de cette sorte, à l'aide de signes caractéristiques consignés dans un ouvrage intitulé l'*Onanisme*, qui a pour auteur un nommé Tissot, médecin de Bâle, en Suisse. C'est l'enseignement de Salomon : *Proverbes*, chap. 3, versets 1, 2.

Aujourd'hui, je voudrais mettre à exécution ce projet de rédaction de mon susdit petit traité de : *Longévité ou Moyens de rendre sa vie plus longue sur la terre*. Malheureusement, cela m'est devenu impossible, je ne peux aucunement lire les matériaux, les notes et annotations que j'avais recueillis et annotés à cet effet, à l'instar de l'abeille dont j'ai parlé plus haut, pour suivre le conseil de Pline et l'exemple de bien d'autres qui ont agi de la sorte, principalement M. l'abbé Gainet, pour rédiger son ouvrage intitulé : *La Bible sans la Bible*. Ces matériaux, ces notes, ces annotations ne pouvant donc plus m'être d'aucune utilité, d'aucun secours, à mon très grand regret, pour mon traité en question, je suis obligé, à mon âge décrépit et en raison de la faiblesse de ma pauvre vue, de faire seulement une *esquisse* sur ma matière projetée, en consignant ici par rang de numéros ou de preuves, ce qui m'en reste sur livres et dans ma mémoire. Partant, je procède par numéros d'ordre, qui seront autant de preuves pour ma thèse. Lisez-les ; en voici la nomenclature. Détaillons et procédons.

LONGÉVITÉ

OU

MOYENS D'ALLONGER SON EXISTENCE

NUMÉRO 1er

Nous lisons dans la *Genèse* de Moïse, surtout au chap. 2, verset 16 ; chap. 3, versets 2, 11, 14, 19. et chap. 9, versets 3, 4, et dans les *Commentaires Français* du père de Carrières sur ces passages, que les hommes, depuis Adam et Eve jusqu'au déluge, c'est-à-dire pendant près de 1800 ans, se nourrissaient de fruits d'arbres, de légumes, d'herbes que nous appelons potagères, et de poissons, et non de viandes ou de chairs d'animaux. C'est le régime de la nature humaine. Aussi les hommes qui l'observaient conservaient une santé constante et vivaient plusieurs centaines d'années, par la raison que ce régime naturel et adapté à notre nature, ne forme que les humeurs nécessaires à la santé, tandis que le régime carnivore donne plus d'humeurs qu'il en faut, et nuit nécessairement à la prolongation de l'existence et de la santé. C'est l'enseignement des bons et véritables médecins, à partir d'Hippocrate, leur père. Voyez, lisez et méditez ses *Aphorismes* et ceux de Galien.

NUMÉRO 2

La plupart des pères de l'Eglise, pour ne pas dire tous, selon Lemaistre de Sacy, dans son *Commentaire* sur le chap. 9 de la *Genèse*, concluent de ces paroles de la Sainte Ecriture, principalement de celles du 3e verset du chap. 9 de la *Genèse*, d'accord en cela avec ledit père de Carrières suscité, qu'avant le déluge les hommes, généralement au moins, n'usaient pas du régime carnivore pour vivre, mais du régime du fruit des arbres, de légumes, de plantes potagères, c'est-à-dire de végétaux ; appropriés, du reste, au tempérament de chacun, selon que nous en témoignent les sauvages découverts jusqu'à ce jour, et même encore ceux qu'on peut découvrir de nos jours dans le centre de l'Afrique ou dans les îles de l'Océanie. Tous vivent et vivaient avec peu de viande, mais force végétaux, comme avant le déluge, et vivent longtemps et sans maladies, selon le rapport des voyageurs.

NUMÉRO 3

L'Histoire nous apprend très clairement, dit l'abbé Gainet dans son ouvrage intitulé : *La Bible sans la Bible*, tome 1er, époque 2, du déluge à Abraham, chap. 1er, section 5, qu'avant le déluge les hommes vivaient, se nourrissaient de végétaux divers de la terre, qui leur procuraient une *santé robuste* et sans maladie, et, par suite, une existence si longue qui a étonné au passé, qui étonne au présent et qui étonnera toujours à l'avenir. Lisez les dix premiers chapitres de la *Genèse*.

NUMÉRO 4

Porphyre, très savant et érudit païen, nous dit dans un ouvrage célèbre que les hommes, primitivement et avant le déluge, et depuis encore, se nourrissaient de végétaux, comme fruits d'arbres, légumes, herbes potagères. Et il cite une foule d'exemples, de faits que vous pouvez voir, lecteur, dans ce livre des plus curieux. De là, dit-il, la santé constante et la longévité des hommes d'alors ; et c'est pour les ramener à ces deux choses (santé et longévité) que nous souhaitons tous, qu'il a entrepris et publié cet admirable ouvrage démonstratif du régime de vie si bienfaisant, si salutaire à notre nature, qui par le corps ressemble aux bêtes de la terre, et par l'âme (l'esprit) a l'image et la ressemblance de Dieu, notre Créateur, dit la *Genèse*, chap. 2, versets 26, 27.

NUMÉRO 5

PYTHAGORE, fameux philosophe aussi, qui vivait comme 500 ans avant Jésus-Christ, s'apercevant qu'on abandonnait peu à peu alors le régime végétal et primitif pour adopter le régime carnivore, et que la santé et la longévité des hommes diminuaient d'autant, se mit à préconiser cet ancien régime, si salutaire à l'hygiène ; mais voyant que, si ses paroles étaient écoutées, elles n'étaient pas mises en pratique, si ce n'est par un petit nombre, il fonda une école célèbre en Italie, dans la partie appelée alors la Grande-Grèce. Cette école devint si célèbre qu'il avait ordinairement toujours jusqu'à 5 ou 600 disciples des familles les plus distinguées, non seulement de l'Italie, mais encore d'autres pays. Il enseignait à ces disciples, et les y soumettait, le régime végétal, et leur prouvait par des exemples et l'histoire des temps passés que la santé et la longévité de la vie humaine en dépendaient, tandis que le régime carnivore y nuisait, suivant l'expérience qui le démontrait tous les jours plus ou moins. Aussi Pythagore a-t-il vécu 90 ans, s'étant éteint à cet âge sans avoir éprouvé aucune maladie durant sa vie. L'histoire de cet homme célèbre qui a tant moralisé le monde pendant son existence et après sa mort, a été écrite par Diogène de Laerte, Porphyre, Jamblique, et Dacier, notre concitoyen français. Lisez-les, si vous le jugez à propos, pour bien vous édifier sur cet homme, né en l'île de Samos, aujourd'hui Samo, île de l'Archipel, selon Vosgien, *Dictionnaire géographique*.

NUMÉRO 6

L'ON sait que Gorgias de Léontium, ce savant homme qui suivait la morale et les principes de vie et de nourriture du célèbre Pythagore dont je viens de parler, vécut 109 ans sans maladie, avec un esprit lucide, toujours propre à écrire et à parler. Et comme on lui demandait un jour comment il avait fait pour avoir une santé si heureuse, et avoir une si longue vie, il répondit que c'était grâce à son régime simple, réglé, peu carnivore, et bien davantage légumineux, joint à l'abstinence de l'usage de la femme, qui était un bon cachet de longévité. C'est ce que nous apprend son histoire, et l'expérience de tous ceux qui ont vécu comme lui jusqu'à ce jour prouve manifestement et surabondamment son dire très instructif à notre malheureuse époque où la longévité va en diminuant de plus en plus par suite du dédain du régime légumineux, ou végétal, et l'immoralité de la génération actuelle qui devient d'autant plus étique que la jeunesse se livre au mal... à la corruption... à l'acte vénérien, dès son bas-âge, à l'inverse des anciens Gaulois et Celtes dont nous parlent César et Tacite, lesquels à 20 ans ne savaient pas encore comment le monde, les individus se procréaient..... O civilisation française, surtout du jour (nous sommes en 1884) qui développe de pareilles monstruosités, au dépens de la longévité humaine et de la santé publique. C'est ce que constatent tous les bons médecins, ce dont font foi les hôpitaux, et ce que remarquent les lecteurs et disciples de Tissot à l'aide de son livre, *Onanisme,* dont j'ai parlé plus haut.

NUMÉRO 7

L'ÉCRITURE SAINTE ne nous fournit aucune trace positive de la défense de manger de la chair des animaux, ou de l'usage du régime carnivore, si ce n'est un peu peut-être, selon que nous en fait foi l'offrande à Dieu d'un agneau par Abel, en sacrifice, dans les commencements du monde, suivant que nous le lisons au 4e chapitre du livre de la *Genèse*. Or, Dieu étant un pur esprit et sans corps matériel comme nous, et ne mangeant pas par conséquent, il en résultait alors que le patriarche Abel faisant fonction de prêtre auprès de la divinité dans ces temps primitifs, mangeait avec sa famille l'offrande de cet agneau faite à Dieu en sacrifice, à l'instar de Caïn aussi patriarche et qui, faisant également fonction de prêtre auprès de la même divinité créatrice de toutes choses, mangeait de même avec sa famille l'offrande faite à Dieu en sacrifice des fruits de la terre. C'est ainsi que le sacerdoce a commencé, dit l'abbé Sabatier dans ses *Siècles païens*, au mot Sacerdoce, d'abord par les chefs de familles, et de tribus ou familles nombreuses.

NUMÉRO 8

DE la diversité des offrandes d'Abel, de Caïn pour honorer, adorer Dieu et de la non défense de manger de la chair pour se nourrir dans ces temps primitifs, et non défense combinée avec la permission donnée à Noé et à ses enfants, après le déluge, il ressort logiquement qu'auparavant les hommes vivaient de fruits, de légumes, ou de toutes sortes de végétaux, seulement chacun honorait la divinité, selon son bon plaisir, soit avec l'offrande d'un agneau, comme Abel, soit avec celle du fruit de la terre, comme Caïn, sans nuire au régime végétal dont tout le monde usait alors avant le déluge. Eh bien ! cette simple supposition de régime végétal avant le déluge pour se nourrir, se trouve confirmée par les vieilles traditions des temps antiques. Lisez.

NUMÉRO 9

PORPHYRE, dans son ouvrage déjà cité, aux livres premier et second, nous démontre doctement et par une foule de passages, que tous les rituels païens sur les sacrifices offerts aux dieux, que les offrandes primitives du culte religieux ont été des fruits et végétaux de la terre, dans la croyance où l'on était que ces sortes d'offrandes plaisaient davantage à la divinité, à cause de la bonne santé et de la longévité que ce régime végétal procurait à tous ceux et celles qui en usaient constamment.

NUMÉRO 10

TOUTE l'antiquité nous apprend, dit l'abbé Gainet dans son ouvrage cité plus haut, que les hommes primitifs, même longtemps encore après le déluge, vivaient d'un régime légumineux, végétal, fructifère : et que par suite de cet aliment adapté à notre nourriture, quoi qu'en disent nos carnivores actuels, ces hommes jouissaient constamment d'une santé robuste et d'une longévité qui étonnent nos quasi pygmées, mirmidons de nos temps modernes. Mais ils ont beau dire, beau faire, l'histoire est là qui les confond et rabat leur pédantisme. En effet, je continue.

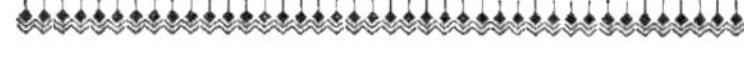

NUMÉRO 11

DIODORE de Sicile nous dit, dans son *Histoire des Egyptiens,* que ces peuples, suivant la tradition, se nourrissaient alors, comme les autres peuples, du produit de la terre, en fruits des divers arbres, en blés, orges... en légumes, oignons, etc., etc. Et l'on sait leur longévité, leur force, leur santé, par suite de ce régime antédiluvien que Cham, leur père, emporta dans cette contrée lors du repeuplement de la terre à l'époque de la dispersion des enfants et petits-enfants de Noé, lors de la confusion des langues à la tour de Babel, qui a été le noyau, l'embryon de la fameuse Babylone ensuite.

NUMÉRO 12

OVIDE, poète romain, né à Salmone en Italie, nous indique les mêmes souvenirs des temps passés et primitifs dans la mythologie ; l'homme alors, dit-il, satisfait des aliments que la nature et la terre lui procuraient sans effort, cueillait les fruits des arbres... de l'arbousier, du cornouiller, la fraise des jardins, des bois, des montagnes, la mûre sauvage qui croît sur la ronce épineuse, le gland qui tombe du chêne, et de plus vivait des divers produits de la terre, selon les pays, les climats, les zones où il se casait. Parfois il y ajoutait un peu de gibier et d'autre chair, comme nous en fait foi le fameux et robuste chasseur Nemrod, fondateur de Babylone, dont nous parle la Sainte Ecriture au livre de la *Genèse,* chap. 10, versets 8, 9, 10. Et ce régime rendait les hommes grands, forts, robustes, géants même la plupart, et vivant longtemps, c'est ce que nous témoignent l'histoire rapportée dans l'Ancien Testament, et l'Histoire profane.

NUMÉRO 13

DICÉARQUE, philosophe péripatéticien, un de ceux qui ont fait des tableaux abrégés de l'Histoire, exposant les mœurs antiques des peuples, dit que les habitants voisins des générations divines, c'est-à-dire, de la création et des temps suivants, par leur excellente nature, et par la pureté de leurs mœurs, firent donner, par cette innocence de vie, à leurs temps le beau nom d'âge d'or. Or, ces hommes ne mangeaient rien qui eût eu vie, afin de vaquer plus aisément aux exercices de l'intelligence, et de se tenir à l'abri de la dépravation des mœurs. Ce sont ces temps fortunés dont les poètes ont fait une si riante peinture et que Homère a célébrés. Les hommes alors vivaient des fruits, des légumes, des végétaux..... que la terre produisait. Voilà l'existence qu'on menait dans les premiers temps. Et il est évident que cette alimentation *simple* et *légère* qui produisait aux peuples de ces temps la santé, la force, la longévité, selon la remarque du pape Saint Grégoire le Grand, a fait donner à cette époque le nom de : âge d'or, si célèbre dans l'antiquité et

dans la mythologie, dont nous parlent Hésiode dans son ouvrage des *Travaux et des Jours ;* Virgile, dans sa 4° églogue et son 1er livre des *Géorgiques ;* Ovide, dans son 1er livre des *Métamorphoses,* et Cornelius Severus, dans son poème *In ethna,* vers 9 et suivants.

NUMÉRO 14

NOUS lisons dans les *Commentaires* du père de Carrières, sur le chap. 10 de la *Genèse,* que les Celtes, les Germains, les Gaulois, issus de Japhet, fils de Noé ; par Gomer, *De Générations en Générations,* comme nous lisons aussi dans Jules César, dans Tacite, *Des Mœurs des Germains ;* dans Mézeray, historiographe de France, *Origine des Français,* que ces divers peuples, qui avaient apporté avec eux le régime de vie de leurs anciens pères ou des temps primitifs, vivaient de laitage, de fromage, de légumes, de végétaux, de fruits de toutes sortes, entre autres de châtaignes. Voilà pourquoi ces pays, dans les anciens temps, étaient couverts de châtaigniers. Et cette nourriture donnait à ces peuples antiques une santé, une force, une grandeur, une longévité vraiment étonnante pour nous, petits et faibles mortels du jour ; c'est ce que nous constatons des ossements et squelettes conservés quasi intacts dans des cercueils ou bières coulés avec une matière qui, séchée et figée, ressemble à la pierre la plus dure, au calcaire, et ces bières étaient couvertes d'une planche épaisse en guise de ais, coulée en même matière, et fermant hermétiquement cette bière. Je puis en parler avec certitude ; voici pourquoi : Vers 1832, le Conseil municipal de la commune de Verdes a fait bâtir une maison d'école sur la place, entre le presbytère et l'église (cette maison d'école a été détruite et transportée ailleurs plus tard) ; lorsqu'on fouillait les fondements de cette première maison d'école, et sachant qu'ils étaient profonds à plus de quatre mètres, il me prit le désir de voir ces fouilles ; j'étais alors curé à Autainville. Je me rends à Verdes ; j'y arrive juste au moment que les ouvriers dégageaient un de ces cercueils ou bières ; je les prie d'agir avec précaution : ils lèvent l'ais ou la planche en pierre qui le fermait, ils n'y trouvent plus d'entier, d'intact que les os des jambes appelés tibias, os qui partent de la cheville du pied et vont jusqu'au genou. L'on m'en a remis un, je l'ai placé sur mon soulier, à peu près au niveau de la cheville de mon pied gauche, puis je l'ai tenu le long de ma jambe. Croyez-moi, lecteur, je vous dis la vérité : le haut de ce tibia, où se trouve l'emboîtement du genou, allait à ma hanche, qui est la moitié de notre hauteur ; d'où j'ai conclu, ainsi que tous ceux qui étaient présents là, que cet homme devait avoir plus de 3 mètres 50 de hauteur, attendu que j'ai 5 pieds 3 pouces ou 1 mètre 75 de hauteur ; sa tête était plus d'une fois et demie grosse que la mienne ; les os du sinciput et de l'occiput avaient d'épaisseur plus de deux centimètres et demi. Tous les ossements qui pouvaient encore rester étaient grands et gros à proportion. Et combien d'autres squelettes des anciens habitants de la terre çà et là, en Afrique, en Europe, en Asie, en Amérique, en Océanie, lesquels témoignent de la hauteur, de la force, et, partant, de la longévité des hommes des anciens temps passés, fruits du régime antédiluvien et postdiluvien, si salutaire à la nature humaine, et suivi par les hommes, au moins généralement, de ces temps-là.

NUMERO 15

ON sait que Nestor, roi de Pylos, en Grèce, qui a vécu plus de 300 ans ; que Gorgias, savant de Léontium, en Sicile, qui a vécu plus de 109 ans ; qu'Hippocrate, Grec, le père et patriarche des médecins, qui a vécu au delà aussi de 109 ans ; que Pythagore, célèbre philosophe de la

Grande-Grèce, qui a vécu plus de 90 ans ; que Galien, autre célèbre médecin de l'antiquité, qui a vécu jusqu'à une extrême vieillesse, quoique d'un tempérament très délicat dès son bas-âge ; que bien d'autres depuis, qui ont vécu jusqu'à ces différents âges ; que plusieurs que j'ai connus (je vais en ce moment sur 85 ans d'âge), et d'autres dont on m'a parlé et dont j'ai vu les noms et le décès dans les feuilles publiques, qui tous ont vécu plus de 100, ou 105, ou 108, ou 112, ou 115 ans, ainsi qu'un sieur Luxereau de ma connaissance, qui vient de mourir à 114 ans, tous ont vécu à l'instar de ces anciens primitifs dont j'ai parlé, mangeant très peu de viande, mais beaucoup plus de légumes, de végétaux, de divers fruits de la terre, de fromage… comme un bon Germain, etc., etc., et en observant surtout la maxime hygiénique du médecin Galien dont je viens de parler, maxime qui consiste « à sortir de table avec un peu d'appétit. » C'est ce que Saint Jérôme, qui a vécu 80 ans, malgré une foule de travaux entrepris et soutenus dans ces temps d'hérésie pour la cause de l'Église, conseillait au prêtre Népotien, selon que nous le lisons dans sa seconde épître. Je connais dans ce moment un bon vieillard qui marche, comme il a toujours marché, sur ces traces hygiéniques ; il porte le chef de 94 ans, et se porte à merveille, sauf qu'il a la vue un peu basse et l'oreille un peu dure.

NUMÉRO 16

LA mère de mon père a vécu 92 ans, et par suite d'un accident que voici : Un jour d'hiver, et par un temps de verglas, comme elle était pieuse et croyant en Dieu, à l'instar d'une bonne chrétienne, la messe du jour sonnant, elle se met en marche pour se rendre à l'église (c'était à Binas) ; sur le point d'y arriver, elle glissa, tomba, on la releva, on la porta au lit, où elle languit quelque temps, puis elle trépassa ; sans cet accident, jusqu'à quel âge aurait-elle vécu ? Je l'ignore, mais nous pouvons penser qu'elle aurait pu arriver jusqu'à 100 ans comme une de ses voisines et compatriotes, la veuve Omerle, qui, précédemment, et vivant à son hygiène, a vu son siècle. Voilà le fruit, le résultat, d'un régime constamment tenu et suivi ; ma grand-mère, je le sais, dans toute sa vie, a fait très peu usage de viande, vivant avec des légumes, végétaux, fruits, fromages, surtout de fromage affiné, et très peu ou plutôt point de vin, mais eau de puits, à l'exemple des habitants de la terre avant le déluge, et même longtemps encore après ce cataclysme, selon que nous en fait foi l'Histoire des anciens Peuples.

NUMÉRO 17

VERS l'année 1822, passant un jour dans une des rues du bourg de Messas (Loiret), je fis rencontre d'une vieille bonne femme qui me parut au coup d'œil au moins 85 ou 86 ans. Elle marchait gaillardement, la tête haute. À son aspect, je m'arrête, je lui demande son âge, elle me répondit qu'elle avait 84 ans. Comment ! lui dis-je, 84 ans, dites-moi donc, s'il vous plaît, la manière que vous avez employée pour vivre jusqu'à cet âge, sans trop défaillir. Sur quoi, elle m'a répondu : « Mon enfant, je vais vous satisfaire : « Dès mon bas âge, mes père et mère m'ont toujours dit que « pour vivre longtemps et sans maladie autant que possible, « il fallait, dans son boire et dans son manger, être sage, ne faire « aucun excès, manger peu de viande, mais plus particulièrement « des légumes, des végétaux, des fruits, du lait, du fromage, boire « très peu ou même point de vin, ne se tourmenter de rien,

« prendre le temps comme il vient, l'argent pour ce qu'il vaut, « se confier en tout à la providence de Dieu, enfin faire de son « mieux, vivre de son mieux, prenant pour règle de sa vie le « *bon sens*, la *raison*, ces deux nobles parties de la *conscience*, « ce juge intérieur que Dieu a mis en nous pour notre conser- « vation physique, morale et spirituelle. Cet enseignement « paternel a été confirmé par celui du curé qui m'a fait faire « ma première communion. Dieu m'a fait la grâce de le mettre « en pratique jusqu'à ce jour où je suis arrivée sans maladies, « sinon quelques maux de dents et de têtes momentanés et sans « danger, mais en vous observant que le plus fort de ma pitance « avec mon pain, ç'a été de faire beaucoup usage de fromage « affiné que j'aime de prédilection, et comme vous voyez, ce « régime m'a été bien sain, bien salutaire, et je suis bien « résolue de le suivre jusqu'au bout, c'est-à-dire jusqu'au jour « où il plaira à Dieu de m'appeler à lui par la mort de mon « corps, pour mon âme lui rendre un compte exact de son « passage momentané en ce bas monde. » Cet entretien m'a singulièrement édifié, je l'ai mis dans mon cœur avec la résolu- tion de le mettre en pratique autant que possible ; c'est ce que j'ai fait avec l'ordonnance d'un bon médecin qui m'a *ausculté,* et je m'en trouve très bien, puisque depuis lors je n'ai jamais été malade de corps, et qu'aujourd'hui, âgé de plus de 84 ans, j'ai toute ma mémoire et ma lucidité d'esprit comme au passé ; seulement ma vue baisse, mes jambes faiblissent, et ma main tremble. Mais je me trouve bien récompensé de ce régime que j'ai suivi et suis, et suivrai aussi jusqu'au bout de ma vie, heureux, après l'avoir suivi, d'être tel que je suis. J'en remercie Dieu et ma bonne Providence, de m'avoir aidé par leurs saintes inspirations à le suivre constamment parmi toutes les phases de ma vie.

NUMERO 18

NOUS lisons, dans le prophète *Daniel*, chapitre 1er, ce qui suit : Nabuchodonosor, roi de la fameuse ville de Babylone, déclara la guerre, vers 600 ans avant Jésus-Christ, au roi de Jérusalem, le vainquit et l'emmena en captivité, lui et une partie de son peuple. Parmi les captifs, il se trouvait quatre jeunes hommes distingués, bien élevés et savants appelés Daniel, Ananias, Mizaël, Azarias. Le roi les sachant, les prit à sa cour pour en faire ses familiers, mais comme ils ne connaissaient pas assez bien la langue chaldéenne, quoique dérivant plus ou moins de l'hébreu, la langue primitive, ou la première langue du monde, d'abord celle d'Adam et d'Ève, leurs enfants, leurs descendants….. ensuite celle de Noé et de ses enfants aussi, après le déluge ; le roi, dis-je, ordonna qu'on les nourrît des viandes et du vin de sa table royale. À cette nouvelle, Daniel et ses compagnons ne voulant pas se souiller de mets consacrés aux idoles, surtout au dieu Bel, adoré à Babylone, prièrent le chef des eunuques de ne leur donner et fournir, pour toute nourriture, que des *légumes* et de l'eau. Ce qu'ils obtinrent comme par essai, et il en résulta qu'au bout d'un certain temps ils étaient bien mieux portants et en meilleure santé que ceux qui faisaient usage de viande et de vin. Tel était le régime de vie de Daniel et de ses camarades à la cour de ce roi de Babylone, et l'Histoire nous apprend que par suite de cette manière de vivre, ils vécurent dans un âge très avancé, surtout Daniel qui mourut à l'âge de plus de 85 ans.

NUMERO 19

NOUS lisons, dans le *Livre de Judith*, au chapitre 10, verset 5, et chapitre 16, verset 28, que cette femme, veuve de Manassé, habitante de la petite ville de Béthulie, suivait le régime ci-dessus rapporté pour vivre longtemps et en bonne santé, c'est-à-dire buvait de l'eau, parfois un peu de vin et en très petite quantité, ne mangeait point ou très peu de viande, mais force légumes, végétaux, fromage, laitage, à l'instar des peuples des temps primitifs et post-diluviens; aussi vécut-elle très longtemps, puisqu'au verset 28° de ce chapitre, il est dit qu'elle est morte 105 ans après avoir habité et demeuré ce temps dans la maison de son dit mari, et en y ajoutant au moins 20 ans d'âge lorsqu'elle l'a épousé, cela forme une longévité de plus de 125 ans pour récompense de son régime suivi et de sa chasteté qui est encore un excellent et sûr moyen d'allonger et multiplier le nombre de ses jours. Nous voyons, dans la *Vie des Saints de l'Église* que Saint Antoine, instituteur de la vie monastique en Égypte, et Saint Hilarion, son imitateur en Palestine, et Saint Paul, premier ermite, qui suivaient tous à peu près un semblable genre, ou régime de vie, vécurent : le premier, 106 ans ; le deuxième, 180 ans ; et le troisième 114 ans. Et ainsi de bien d'autres qui, vivant de cette manière primitive, se procurent une longue et heureuse longévité. Quelles leçons pour vous, lecteur, et pour tous ceux qui liront ce petit écrit, si vous et eux vous désirez conserver votre santé, vivre sans maladie, et allonger conséquemment votre existence en ce bas et malheureux monde, et comme il est superflu de citer d'autres exemples, modèles des anciens temps anté-diluviens et post-diluviens, pour arriver à une extrême vieillesse ou à une très grande longévité, je vais parler maintenant de la sobriété, qui est un second moyen concourant avec le régime légumineux, végétal, fructivore, herbivore pour conserver, entretenir la santé, et partant nous donner, autant que possible, une longévité, sinon primitive, ou anté-diluvienne, du moins post-diluvienne, ou antique, par rapport au renouvellement du monde par Noé et ses trois enfants : *Sem*, pour l'Asie....., *Cham*, pour l'Afrique..... et *Japhet*, pour l'Europe; et les descendants de Sem, par le *nord* de l'Asie, et passant de là au nord de l'Amérique, par le détroit de Behring et les îles Aléoutes, ou Aléoutiennes, formant en quelque sorte un *pont*, pour passer d'un continent à un autre, celui de l'Amérique; et les descendants de Cham par le midi de l'Afrique, en passant de là au midi de l'Amérique par la mer Atlantique qui, autrefois, dit Platon, d'après d'anciennes traditions, était un continent, ou au moins une mer parsemée d'îles, dont il ne reste plus que celle de Sainte-Hélène ; et les descendants de Japhet par le point de galerne de l'Europe, en passant de là au centre de l'Amérique par les îles Açores et autres, les Canaries par exemple, etc., etc., comme fit Christophe Colomb qui découvrit l'Amérique en 1492, c'est-à-dire d'abord les îles Antilles. Je n'explique pas davantage comment le continent de l'Amérique a pu et s'est peuplé des trois races Sémitique, Chamitique et Japhétique. Lecteur, si vous voulez être curieux de connaître les origines des différents peuples de l'Amérique, cette vaste quatrième partie du monde, lisez *l'Histoire de l'Amérique* par Robertson, anglais traduit en français ; de plus les *Voyages de Cook* et autres à ce sujet, vous serez édifiés comme je l'ai été moi-même, sur la seule et unique race du monde, venant d'Adam et d'Ève, *notre premier père* et *notre première mère*, ou premiers habitants de la terre, selon que nous le lisons aux premiers chapitres de la *Genèse* de Moïse, le plus ancien livre du monde, que Dieu conserve par un miracle constant et perpétuel pour faire connaître à toutes les générations qui se succéderont les unes aux autres jusqu'à la fin des temps, le jugement dernier et général, l'origine et le commencement des choses de l'UNIVERS. Je reviens à la suite de mes numéros de longévité ou des moyens pour y arriver.

NUMERO 20

Ⅼ A sobriété dans le manger, dans le boire, dans le dormir, dans les plaisirs, peu importe lesquels..... même dans le travail du corps..... et de l'esprit..... est la mère de la santé. C'est là une maxime de la philosophie naturelle qui est confirmée par l'expérience de tous les temps et de tous les pays du monde; et pour peu que les générations qui nous ont précédés, depuis Adam jusqu'à ce jour, aient médité là-dessus, l'ont vu, l'ont remarqué comme vous et moi, lecteur, nous le voyons et le remarquons, cela est indéniable. Dès lors la sobriété en

TOUT est un sûr moyen d'allonger son existence par la continuation d'une parfaite santé, qui est la récompense de cette sobriété générale *ad omnia et per omnia*. Je défie qui que ce soit de me contredire ici ; si quelqu'un cependant, par esprit de contradiction, osait le faire, je le renverrais aux aphorismes d'Hippocrate, à son enseignement, à celui de Galien, de Boerhaave, de Broussais, etc., etc., pour m'en débarrasser et se faire casser le nez, ou se cogner la tête contre un mur, dans leur expédition critique. Voilà pourquoi je les laisse là et continue ma thèse.

NUMERO 21

Ｎ ous lisons, dans un ouvrage de Cicéron intitulé : *les Offices*, livre 2, numéro 86, que la santé s'acquiert, s'obtient et se conserve par l'observation intérieure (une quasi auscultation secrète de ce qui se passe en nous-même et dans notre être) de la nourriture et des mets qui nous sont utiles, avantageux ou nuisibles, désavantageux, c'est-à-dire salutaires ou insalutaires, pour dire insalubres. De là ce mot de l'empereur Tibère, rapporté par Tacite dans ses *Annales :* « Je ne conçois pas, dit ce prince, qu'un homme arrivé à l'âge « de 30 ans, ne discerne pas, par son attention sur lui, ce qui « est contraire ou avantageux à sa santé, pour s'abstenir de « l'un et user de l'autre. » Ce prince, qui pratiquait cette maxime hygiénique, aurait vécu longtemps, sans doute, et en bonne santé, mais il abrégea sa vie en se livrant, vers l'âge de 40 à 50 ans, aux débauches les plus infâmes de la lubricité, et malgré cela il vécut jusqu'à l'âge de 78 ans, *étouffé* par Caïus Caligula qu'il avait nommé son successeur, lequel s'ennuyait de ne pas régner aussitôt. Cicéron ajoute, au lieu dit, que pour jouir d'une bonne santé il ne faut pas se gorger de nourritures, même maigres, ni rechercher les sauces des gloutons Apicius chez les Romains, ni celles de Paxamas chez les Grecs, ni encore moins s'abandonner aux plaisirs de la sensualité de la chair, ainsi qu'aux plaisirs vénériens qui sont si nuisibles à l'existence puce la plupart des hommes s'y livrant désordonnément tombent dans le rachitisme, le marasme, et meurent avant le temps. Je l'ai su et vu bien des fois depuis 57 ans que je suis curé et dépositaire des secrets de conscience.

NUMERO 22

Ｖ ALÈRE MAXIME nous dit, au second livre des *Dits et Faits Mémorables*, chap. 1er, de la Manière de vivre des Gens des Temps passés, que les anciens Romains, c'est-à-dire ceux qui sont venus et ont existé pendant plusieurs siècles après la fondation de Rome par Romulus, 751 ans avant Jésus-Christ, ont vécu d'une manière *très frugale*, à l'instar, sans doute, des peuples de ces temps, surtout de leurs voisins, du nombre desquels ils étaient sortis par les Sabins. Quelle était donc leur nourriture? La voici, d'après notre auteur : c'était de faire usage de *bouillies*, en latin *puls*... (nominatif), singulier, et *pultibus* (ablatif), pluriel ; et cet aliment, qu'on pouvait aussi appeler *purée*, *potage*, était composé d'eau, de farine, de sel, comme l'on fait pour les petits enfants, et qui par conséquent pouvait nourrir les grandes personnes. Parfois, sinon toujours, on ajoutait à la confection de cette nourriture, du miel, des œufs, du fromage, et quelquefois même un petit morceau de chair, du poulet, par exemple ; ce qui formait un ragoût, d'après notre manière de parler, un véritable salmigondis, sinon de diverses viandes hachées et réchauffées, du moins un mélange de divers mets frugaux ; et c'était leur seul et unique plat, avec de l'eau pour boisson, et un peu de vin par fois. Que résultait-il de cette nourriture simple et frugale ? — Trois choses que nous envions tous, sans nul doute : la *santé*... la *force*... qui en dérive naturellement, et la *longue existence* en ce bas-monde, ou longévité par l'abstinence des plaisirs vénériens, dont on est bien davantage maître. Qui n'ambitionne une telle vie, une telle conduite, pour arriver à une telle fin ? Certes, à coup sûr, tout le monde. Eh bien ! lecteurs, qui que vous soyez, employez donc ces moyens de sobriété, de frugalité, et vous obtiendrez ces heureux résultats, dont ont été récompensés, sont récompensés, seront récompensés ceux qui ont vécu au passé, vivent au présent et vivront à l'avenir de cette manière antique, si salutaire à nous tous, pauvres humains. D'où je dis, avec Bernardin de Saint-Pierre, *Études de la Nature,* note 1re sur l'étude 8e, que les choses les plus simples pour vivre sont les meilleures.

✳✲✳✲✳✲✳✲✳✲✳✲✳✲✳✲✳

NUMERO 23

Nous pouvons, dit Sénèque, par nos précautions hygiéniques allonger le temps de notre existence ici-bas, si nous réprimons sérieusement, et les plaisirs de la bouche, et ceux de la chair, c'est-à-dire la gourmandise et l'impureté, qui font mourir la plupart des mortels avant le temps. Cet auteur nous enseigne cela dans son épître 58e, no 4. Par conséquent, l'allongement de notre existence dépend de nous ; qui peut en douter, à voir et à méditer sur ce qui se passe dans le monde, et parfois sous nos yeux même ? Platon, le divin Platon, comme disent les Anciens, devenu, par suite de voyages, de navigations sur mer, d'avaries, de périls, d'un tempérament très faible et d'une santé bien à désirer, en vivant avec sobriété, frugalité, chasteté... tempérance, passe sa vie, nous dit Aulu-Gelle dans son ouvrage : *Nuits attiques,* liv. 2, chap. 1er, sans éprouver aucune maladie, et même, qui plus est, sans être atteint de la célèbre et terrible peste qui dépeupla presque en entier la ville où il resta toujours, et par ce moyen prolongea sa vie jusqu'à l'âge de 81 ans et quelques mois. Voilà une célèbre preuve des avantages précieux que procurent à la santé et à la longévité, la sobriété en tout, et la chasteté pour tout...

♦♦♦♦♦♦♦♦♦♦♦♦♦♦♦♦♦♦♦♦♦♦♦♦♦♦♦♦♦♦♦♦♦♦♦

NUMERO 24

La bouillie romaine dont nous avons parlé plus haut avait, dans ces temps-là, à peu près sou pendant dans la sauce noire, ou brouet noir, qui servait de nourriture aux antiques Lacédémoniens, surtout aux vieillards, qui s'en trouvaient fort bien pour leur santé. Cette nourriture se composait de farine, de sel, de lait, de sucre, etc., etc. ; elle était leur seul mets, leur seule nourriture. Pour les autres plus jeunes, ils ne voulaient pas se nourrir avec ce seul brouet, ils faisaient usage d'un peu de viande, de vin, de figues et d'autres fruits, mais toujours avec frugalité, sobriété et tempérance, proportionnés à la force physique de leur corps, principalement de leur estomac. Par ce moyen, ni les uns, ni les autres, comme ces anciens Romains, n'éprouvaient de maladies, à moins d'accidents imprévus et qu'on ne peut conjurer par son hygiène, et vivaient très longtemps et gaillardement, fruit et récompense de l'usage constant d'un tel régime que la nature nous suggère, d'accord en cela avec les hommes des âges primitifs, qui savaient si bien s'ausculter en eux-mêmes, à l'exemple de l'empereur Tibère, dont j'ai parlé ci-dessus, et le mettre en pratique pour arriver à une heureuse longévité. C'est ce que nous voyons dans l'*Histoire* de Thucydide, à l'article des Grecs, particulièrement des Lacédémoniens, ainsi que dans Plutarque, *Vies des Hommes illustres,* vie de Lycurgue, législateur de Lacédémone, dite aussi Sparte.

✛✛✛✛✛✛✛✛✛✛✛✛✛✛✛✛✛✛✛✛✛✛✛✛✛✛

NUMERO 25

Voici de bons conseils hygiéniques pour conserver sa santé jusqu'à l'extrême vieillesse, pourvu qu'ils soient suivis constamment et sans interruption, ou pour la rétablir plus ou moins, si elle a été délabrée par quelques excès, peu importe en quoi et par quoi, ou par suite de pérégrinations, de périls ou autres choses, comme cela est arrivé à Platon, dont nous avons parlé au no 23. Ces conseils sont du bon Sénèque, contenus en son épître 110e ; les voici : Avez-vous *faim ?* nous dit-il, *mangez ;* oui, mais sobrement, nous dit-il ailleurs, car manger jusqu'à satiété, à faire des rots, même jusqu'à vomir, c'est très nuisible à la santé, soit pour le présent, soit pour l'avenir ; on n'en a vu que trop d'exemples. Il faut donc manger jusqu'à la limite que la nature demande, et non au delà, ce qui serait gourmandise et agir à la Vitellius, exécrable empereur romain des temps passés, autrement l'on ferait trop d'humeurs, qui nuiraient à la santé et par conséquent à la longévité, mais bien se retirer de table avec un petit reste de faim et d'appétit, pour aider par là au bon fonctionnement de la digestion, selon le conseil que le grand Saint Jérôme donnait jadis au prêtre Népotien, par son épître 2 à ce jeune homme, se proposant lui-même pour exemple dans les avis hygiéniques qu'il lui donnait, et que vous devez prendre pour vous-même, lecteur, afin d'arriver à son âge de 80 ans, et en bonne et perpétuelle santé si vous êtes encore jeune. Cela vous regarde, mon ami ; quant à moi qui l'ai lu, il y a plus de 55 ans, je l'ai toujours observé, et m'en suis toujours bien trouvé et continue à m'en trouver bien constamment à 84 ans 3 mois. Voilà pour la faim.

Avez-vous *soif ?* continue Sénèque, *buvez ;* oui, mais sobrement, surtout si c'est du vin, et, dans ce cas, noyez-le d'eau, pour ne pas vous exposer à faire comme ce Vitellius, qui s'enivrait à tous repas, ou Alexandre le Grand, pardonnez-moi l'expression, qui en « creva » à Babylone dans une orgie avec ses courtisans, selon les auteurs qui en ont parlé, tels que Plutarque, Arrien et Quinte-Curce. Si même vous buvez de l'eau, et si c'est votre régime de santé, soyez également sobre dans l'usage de cette boisson, sachant, dit Ovide, *quo plus sunt potæ, plus sitiuntur aquæ,* dont voici le français : plus l'on boit d'eau, plus l'on veut en boire ; surtout lorsqu'on est échauffé, ce qui causerait de grands ravages dans l'équilibre des humeurs, partant de la santé, même parfois la mort. J'ai vu de ces cas et d'autres, sans être l'ami d'Esculape, dieu de la médecine, que je répudie, ni disciple d'Hippocrate, père des praticiens, que j'ai guéris, conjurés à l'aide de la *diète,* suggérée par le bon sens et la raison, tant le jeûne, surtout l'abstinence de nourriture, de boisson, sont utiles, salutaires, nécessaires même, en cas d'engorgement, d'étouffement, de réplétion de l'estomac ou des viscères de l'abdomen, jusqu'à l'arrivée de la faim dite canine, signe évident du débarras de toute gêne, suffocations intérieures, et de l'équilibre des humeurs et de leur état normal ; ce qui se sent des pieds à la tête par un bien-aise répandu et circulant avec le sang dans toute la machine du corps, et même des opérations de l'esprit. O ! heureux état que procurent la sobriété, la frugalité, la tempérance en toutes choses. Combien sont aveugles ceux qui ne l'envient pas, ou qui en l'enviant ne prennent pas les moyens pour l'obtenir en faveur de leur santé et de la longévité de leur vie !

NUMERO 26

Cicéron nous apprend dans ses *Questions tusculanes*, livre 2e, no 90 ou 99, si je ne me trompe, que dans l'antiquité, des villes tout entières, telle que Lacédémone, par exemple, suivant les goûts, l'appétit de la *nature*, qui se contente de peu, vivaient avec une nourriture simple, non recherchée, et comme l'on dit, *sub manu*, c'est-à-dire, telle que la terre que nous cultivons, ou voyons, ou sur laquelle nous marchons, la produit telle dans un pays, telle dans un autre, selon les zones. Cet auteur (Cicéron) ajoute que des empires, même tel que celui des Perses jadis, vivaient d'une manière tout à fait simple, se contentant de peu pour se satisfaire, dans le manger et le boire, c'est-à-dire, de pain, de cresson, ou autres légumes et d'eau, point ou de très peu de viande, sans mélange d'aucune sauce, ou ragoût. Aussi que résultait-il de ce régime frugal, sobre, tempérant? — Ceci : c'est que les membres, les corps des individus se fortifiaient, et leur préparaient un fond de santé capable de soutenir les plus dures fatigues, ou du travail, ou de la culture des terres, ou de la guerre, ou des voyages, ou des misères et accidents de la vie, jusque dans l'âge le plus avancé, comme Cyrus qui, malgré tant de peines, de fatigues, de tribulations, de voyages, de combats, et autres soucis de toutes espèces pour fonder l'empire des Perses par la réunion, la jonction à la Perse de la Médie, de l'Assyrie, de l'Egypte et de la Babylonie, ou Chaldée, vécut néanmoins avec une bonne santé jusqu'à l'âge de 79 ans, toutes choses que nous voyons dans la *Cyropédie*, de Xénophon, livre 1er de l'*Histoire de Cyrus*. Concluons donc, avec Sénèque ci-dessus cité no 25, épître 110, que rien n'est plus utile, même nécessaire à la santé et à la longévité que nous désirons tous, sans nul doute, que la frugalité, la sobriété, et la tempérance en TOUT, c'est-à-dire, l'accoutumance à vivre de peu, ou du moins de peu de mets divers. Heureux ceux qui s'y accoutument, ou qu'on y accoutume de jeunesse, qui continuent ensuite, et toujours... et toujours..., sans aucune interruption, ils en savoureront les doux fruits dans une extrême vieillesse où leur vie aboutira, s'il ne leur arrive pas d'accidents néfastes qui interrompent l'œuvre des Parques qui filent notre existence jusqu'à la mort, nous disent les mythologues à partir d'Hésiode, le plus ancien, au rapport de l'abbé Sabatier dans ses *Siècles païens*, au mot Parque, et les Parques qui filent notre vie sont : Clotho, Lachésis, — Atropos, pour parler selon les adorateurs de Jupiter, les païens ; mais pour parler selon les adorateurs de notre Dieu, les juifs, les chrétiens, c'est notre Dieu qui tranche la vie, quand nous violons par tels ou tels excès les sages lois qu'il a établies, avec le secours de sa grâce pour les suivre, si nous avons l'habitude de la lui demander tous les jours, *matin et soir*, par nos prières pour ne perdre jamais Dieu de vue. Autrement, abandonnés à notre sort, tombant dans les vices, peu importe dans lequel, nous aurions bientôt abrégé notre existence, et fini nos jours. *Quod Deus avertati ;* que Dieu détourne cela de nous tous !!

NUMERO 27

Nous lisons dans un journal intitulé : *L'Indépendant du Cantal*, sous la rubrique de mai 1884, ce qui suit : Le sieur Etienne Pradier, dit Laurençon, de la commune de Yavres, canton de Sangues, vient de mourir à l'âge de 108 ans, à Aurroux (Lozère), où il s'était retiré depuis quelque temps avec sa petite pension. Cet homme qui avait beaucoup de mémoire, même à cet âge, a conservé jusqu'à la fin de sa vie toutes ses facultés intellectuelles. Il aimait à raconter à qui voulait l'entendre les campagnes de l'Empire premier et leurs péripéties, auxquelles il avait pris part comme grenadier. Resté célibataire et sage... jusqu'à 100 ans, il eut la fantaisie de se créer

une famille à cet âge. Une jeune institutrice consentit à sacrifier sa jeunesse, et à se laisser conduire à l'autel par ce centenaire. Un enfant naquit de cette union tardive, mais il a peu vécu. Observons que cet homme a constamment vécu d'une manière simple, frugale, sobre, et avec un régime à servir d'exemple pour quiconque a en vue, dans toute sa conduite, la santé et la longévité. Et moi j'ajoute ici que s'il ne se fût pas marié, en raison de sa conservation à cet âge, il aurait pu vivre et arriver à l'âge de Moïse, c'est-à-dire, à 120 ans, peut-être même plus. Car on sait combien les plaisirs de la chair, dits plaisirs vénériens (de Vénus, amour) usent le corps dans ses parties, le disloquent dans son genre nerveux, et abrègent la vie par l'émission..... et la déperdition de la substance vitale..... Avis ici en passant aux *gourmets* du nectar de la déesse Vénus et de son fils Cupidon. Vivraient-ils de l'ambroisie de Dieu, ou du fruit même de l'arbre de vie du paradis terrestre, il leur faudrait fatalement succomber. C'est dans l'ordre de la nature, *deficiente esca, deficit vita :* où il n'y a pas de nourriture, la vie cesse. Comme donc tout le monde est d'accord sur ce point, il nous est infiniment précieux de garder le plus possible cette *liqueur génitale* si nécessaire pour la formation du corps, et son entretien, et dont la conservation est si importante pour la santé et la longévité qu'elle procure sans conteste. Jugez-en par l'expérience, même la vôtre, peut-être, mon ami..... car a dit un ancien : « Je suis homme, « et rien de ce qui constitue un homme, ne m'est étranger : *homo sum..... nihil humani alienum a me puto.* »

NUMERO 28

Eusèbe, évêque de Césarée, rapporte dans son *Histoire ecclésiastique*, livre 6, chapitre 9 et suivants, qu'autrefois il y eut à Jérusalem un évêque appelée Narcisse, qui vécut plus de 116 ans, la *Vie des Saints* ajoute 120 ans. C'est là une très longue vie. Qui la lui a procurée? N'en doutez point, c'est son régime de vie, nous dit l'Histoire, il était frugal, sobre, tempérant, et d'une sagesse constante, persévérante pendant tout le cours de sa vie, dans ses pensées, dans ses désirs, dans ses affections, dans ses actions, de manière que son existence entière fût une leçon perpétuelle de vertus chrétiennes, de vertus morales, et de vertus physiques, lesquelles ont été bien récompensées par une telle longévité accompagnée jusqu'au bout de la santé du corps et des facultés intellectuelles, puisqu'arrivé à cet âge, il fonctionnait encore de fois à autre, tant pour l'édification de son peuple que pour la sienne et se mettre bien entre les mains de Dieu, qu'il pressentait de voir bientôt aller rejoindre dans la céleste Patrie, en lui rendant son âme, comme cela lui est arrivé en effet vers l'an 212 de l'ère de Notre-Seigneur Jésus-Christ, à l'âge que je viens de dire. Mon Dieu ! conduisez-moi dans les voies de ce saint évêque pour que je puisse, moi prêtre, chanter encore à son âge de 116, ou 120 ans, les merveilles de votre puissance dans ce bas monde, et ensuite dans l'autre *in æternum*.

NUMERO 29

Lecteurs, mes amis, pour ne pas tomber dans une vie plus ou moins rapprochée des désordres de Sardanapale, roi d'Assyrie, dont nous parlent Diodore de Sicile et Athénée ; d'Alexandre le Grand, dont nous parlent Plutarque, Arrien et Quinte-Curce ; de Vitellius, dont parlent Tacite et Suétone ; de Marc-Antoine, dont nous parle Pline, livre 14 : d'Albert de Brandebourg, dont nous parle de Thou dans son *Histoire*, livre 13 ; du maréchal de Saint-André et d'un autre maréchal de France, dont nous parle l'auteur de la *Fortune des Gens de cour* ; de l'empereur Wenceslas, dont parle l'auteur de l'*Histoire de Charles VI,* livre 17, chapitre 6, etc., etc., etc., oui, pour ne pas tomber dans ces vilains désordres et les autres, qui les accompagnent nécessairement, ou quasi fatalement, suivez les conseils qui suivent, de sagesse, de frugalité, de sobriété, de tempérance, et le reste. Ces conseils, en sus de ce qui précède, les voici tirés de la Sainte Écriture :

Le premier : Le vin est une source d'intempérance et l'ivrognerie est pleine de désordres. Quiconque y met son plaisir ne deviendra point sage. (*Proverbes,* chapitre 20, verset 1er.) Sur quoi un interprète ajoute : ceux qui s'enivrent à boire du vin, sont d'ordinaire des gens sans honneur, qui se plongent dans l'intempérance la plus honteuse, et la plus indigne d'une créature raisonnable.

Le deuxième : Ne vous trouvez point dans les festins, dans les débauches de ceux qui aiment à boire du vin jusqu'à s'enivrer. Car passant le temps à boire du vin et à festiner, à se traiter, vous vous ruineriez avec eux, et la misère vous empoignant, vous réduirait à porter des haillons, car ceux qui aiment les festins, la bonne chère et le vin, ne s'enrichiront point. A qui dira-t-on malheur ? et au père de qui dira-t-on malheur ? Pour qui seront les querelles ? Pour qui les précipices, les puits... pour y tomber ? Pour qui les blessures sans sujet ? Pour qui la rougeur du nez ?... Sinon pour ceux qui passent le temps à boire du vin, à s'enivrer, et qui prennent plaisir à mener cette vie. — (*Proverbes,* chapitre 21, v. 17, c. 22, versets 20, 30.) Ceci est bien clair, et n'a pas besoin de commentaire ; on en voit fréquemment la preuve dans ces réunions qui se font dans les cafés, ou dans les cabarets, ou dans les tavernes, ou dans les estaminets, même dans ces bas-fonds, surtout des grosses villes où l'on vend du vin, ou autres boissons à cache-pot.

Le troisième : Tous tant que nous sommes nous avons plus ou moins de secrets d'affaires et de secrets de conscience, et nous serions bien fâchés, sans doute, que ces secrets fussent connus des autres, à cause des dommages que nous pourrions en éprouver dans nos biens..... dans notre honneur..... Eh bien alors ne vous enivrez point de vin, car sachez qu'il n'y a nul secret dans l'ivrognerie, et où règne cette malheureuse passion de boire du vin avec excès. (*Proverbes,* chapitre 31, verset 4.)

Le quatrième : L'homme sujet à boire du vin jusqu'à l'ivrognerie, ne deviendra jamais riche, car négligeant les plus petites choses, les plus petits intérêts, il tombera peu à peu dans la misère, et conséquemment dans l'opprobre. (*Ecclésiastique,* chapitre 19, versets 1, 2.) Sur quoi un interprète ajoute : ce n'est pas assez qu'un homme travaille pour s'enrichir, puisque s'il est sujet au vin, il dissipera, par son intempérance et son ivrognerie, tout ce qu'il aura gagné par son travail.

Le cinquième : Quelle est la vie d'un homme qui se laisse abattre par le vin ? C'est, dit le père de Carrières, une vie misérable et qui ne dure pas longtemps ; et en effet qu'est-ce qui nous prive de la vie ? C'est la mort ; et qu'est-ce qui avance davantage la mort, que les excès du vin, ou l'ivrognerie ? (*Ecclésiastique,* chapitre 31, versets 33, 34, et de Carrières ici, *Commentaires.*)

Le sixième : Dans tous vos repas, ne soyez jamais avides comme les gloutons, et ne vous jetez point sur les viandes, ou autre mets, à l'instar d'un véritable gourmand, car l'excès des viandes ou des autres mets cause des maladies, et le trop manger donne la colique ; l'intempérance en a tué plusieurs, mais l'homme sobre et frugal prolonge ses jours. (*Ecclésiastique,* chapitre 37, versets 32, 33, 34.)

Le septième : Malheur à vous qui dès le matin vous livrez aux excès de la table (ou, selon le style du jour, aux excès de la goutte) et pour boire du vin jusqu'au soir en vous ivrognant et échauffant par les fumées de cette liqueur..... malheur à vous qui êtes puissants à boire du vin, et vaillants à vous enivrer..... vous serez réduits à rien par le feu de cette passion de boire du vin et autres liqueurs..... (*Isaïe,* chapitre 5, versets 11, 22.)

Le huitième : Malheur à vous qui vous réjouissez à boire du vin et à manger de la chair en glouton, et chose étrange, dit le père de Carrières ici..... c'est que par cette conduite désordonnée, vous vous servirez de la vue de la mort, dont elle vous menace, pour vous autoriser à cette manière de vivre en disant : mangeons et buvons, demain nous mourrons. (*Isaïe,* chapitre 22, verset 13.) C'est bien là la vie de *pourceau,* et vous voudriez

la suivre, mon ami ? Oh ! non, sans doute. C'est pourtant le dire, et vous les imiteriez ! des impies, des mécréants, des voluptueux, des impudiques, des ivrognes, dont nous parlent et le sage au livre de la *Sagesse,* chapitre 2, et Saint Paul, 1re épître aux Corinthiens, chapitre 15, verset 32. Plût à Dieu que ce ne fût aujourd'hui le dire d'une infinité de mauvais chrétiens, dit Lemaistre de Sacy sur ce passage d'*Isaïe ;* ils ne s'expriment pas tous et toujours en ces termes, mais ils font en effet les mêmes choses. L'expérience est là pour nous le prouver évidemment.

Le neuvième : Malheur aux ivrognes d'Ephraïm, ou plutôt de quelques pays qu'ils soient..... ces ivrognes, dans certains cas, sont si pleins de vin qu'ils ne savent ce qu'ils font, ou si ivres qu'ils ne peuvent se soutenir..... toutes les tables où ils sont assis sont remplies de ce que rejettent ceux qui vomissent et de puanteur, qu'il n'y reste plus de lieu qui soit net. (*Isaïe,* chapitre 28, versets, 1, 7, 8). Quelle ignominie pour des hommes !... quelle dégradation !... N'est-ce pas là se niveler avec les animaux, même les plus immondes ? Qui en doute ? il faudrait être bien aveugle d'esprit et de raison pour ne pas sentir et comprendre, car un Hottentot, un sauvage, même, sans nul doute, un orangoutang le comprendrait par la force de l'inspiration de la nature.

Le dixième : Venez, disent les ivrognes à leurs semblables, venez, prenons du vin, buvons du vin, remplissons-nous-en jusqu'à nous enivrer ; et nous boirons demain comme aujourd'hui et encore beaucoup davantage. (*Isaïe,* chapitre 56, verset 12). Quelle vie ! quelle honte pour l'humanité d'avoir, de posséder dans son sein de tels êtres !! car ils sont plus brutes que les chiens mêmes, ou les pourceaux qui retournent à leurs vomissements et à la boue après avoir été lavés, dit Saint Pierre, épître 2, chapitre 2, verset 22, comme privés de la raison humaine qui prévoit, à l'aide de son jugement, surtout de sa conscience, cette partie de la raison divine, les conséquences de ses actions.

Le onzième : Savez-vous qui a perdu Sodôme, votre sœur, ô ivrognes, c'est-à-dire les habitants de cette antique ville dont les ruines se trouvent maintenant couvertes par les eaux bitumineuses de la Mer Morte, ou Lac Asphaltique ? C'est l'excès de la bonne chère et du vin..... c'est de plus l'oisiveté.... (*Ezechiel,* chapitre 16, verset 49). Oui, l'oisiveté qui mène, qui conduit peu à peu à tous les vices et leur séquelle, dit l'*Ecclésiastique,* chapitre 33, verset 29, et l'expérience ne confirme que trop ce dire de tous les temps et de tous les pays.

Le douzième : A force de boire du vin et de s'enivrer, ils ont perdu le sens, (*Osée,* chapitre 4, verset 11), et de plus sont tombés dans la fornication avec les femmes, même les plus abjectes, qui sont autant d'Egialée à tout venant, comme cette femme de Diomède dont nous parle Ovide dans son *Ibis,* vers 350.

Le treizième : Réveillez-vous, ivrognes, vous qui êtes ensevelis dans le vin et enivrés de cette liqueur ; pleurez et criez vous tous qui mettez vos délices à boire du vin. Cette conduite causera votre malheur..... (*Zoël,* chapitre 1er, verset 5).

Le quatorzième : Malheur à celui qui donne à boire à son ami pour l'enivrer, et connaître ensuite sa nudité, c'est-à-dire ce qu'il a dans le cœur et dans l'esprit, car vous serez rempli d'ignominie devant les hommes pour avoir fait cette vilaine action, au lieu de la gloire que vous croyiez devoir en retirer dans votre orgueil insensé et bête..... (*Habacuc,* chapitre 2, versets 15, 16).

Le quinzième : Prenez garde à vous, dit Notre-Seigneur, de peur que vos cœurs ne s'appesantissent par l'excès des viandes et du vin, c'est-à-dire bu en ivrogne, à s'enivrer, pour ne pas être surpris au jour où il faudra paraître devant le Seigneur, par suite de la mort du corps. (Évangile selon Saint Luc, chapitre 21, verset 34). Bon avis, bon conseil, bon avertissement de notre divin Maître.

Le seizième : Marchons avec bienséance et honnêteté, comme on doit marcher durant le jour. Ainsi, ne vous laissez point aller aux débauches, ni aux ivrogneries, ni aux impudicités, ni aux dissolutions, ni aux querelles..... qui naissent ordinairement du vin pris avec excès..... (Saint Paul, épître aux Romains, chapitre 13, verset 13). Ce qui serait déshonorant pour un homme formé à l'image et à la ressemblance de Dieu.

Le dix-septième : Ne vous y trompez pas... ni les ivrognes, ni les fornicateurs qui surgissent naturellement de l'ivrognerie,

ne seront héritiers et possesseurs du royaume de Dieu.....
(Saint Paul, 1re épitre aux Corinthiens, chapitre 6, versets 9, 10)
surtout ces ivrognes qui de propos délibéré boivent jusqu'à perdre
sciemment la raison, et qui s'en font même gloire ; mais bien
autrement de ceux qui s'enivrent par surprise, involontairement,
et à leur grand regret ; pour ceux-ci, pardon et miséricorde dans
toute la plénitude de leurs désirs, dit un interprète ici.

Le dix-huitième : Ceux qui dorment la nuit pour se reposer
du travail du jour ; mais les habitués au vin, les ivrognes
s'enivrent plus ordinairement la nuit pour être plus libres dans
leurs orgies, (Saint Paul, 1re épitre aux Thessaloniciens, chapitre 5, verset 7), comme cela est connu des tripotiers entre eux
et de ceux qui connaissent la société, surtout des bas fonds.

Le dix-neuvième : Ne vivez point dans les ivrogneries, dans
les banquets de dissolutions et de débauches, dans les excès de
vin, mais bien dans la tempérance, l'honnêteté, la retenue, avec
l'aide et secours de la grâce de Dieu qui ne fera pas défaut en
la lui demandant avec foi par Jésus-Christ Notre-Seigneur.
(Saint Pierre, 1re épitre, chapitre 4, versets 1, 2, 3, 4.)

Le vingtième : Ne vous laissez point aller aux excès du vin,
d'où naissent les dissolutions, mais remplissez-vous de l'esprit de
Dieu par la foi... (Saint Paul, épitre aux Ephésiens, chapitre 5,
verset 18.) L'interprète dit ici que l'apôtre Saint Paul comprend sous le nom de vin toutes les liqueurs généralement quelconques qui peuvent enivrer, parce que cet excès est l'occasion de
désordres, de débauches... particulièrement de l'impureté, qui est
le propre effet de la débauche du vin, c'est-à-dire de l'ivrognerie,
selon que l'expérience le prouve évidemment.

Le vingt et unième : Plutarque nous apprend, dans sa « Vie de
Lycurgue », une chose bien faite pour inspirer aux enfants une
grande *horreur* du vice de l'ivrognerie. Que faisaient les pères et
mères Spartiates pour arriver à ce résultat? La voici, et voyez leur
tact : C'était de prendre un de leurs esclaves, de le bien faire enivrer,
puis de le faire jouer, gambader devant leurs enfants et dire mille
inepties indignes d'un homme raisonnable. Cette vue, avec les
réflexions que les pères et mères leur disaient, faisait une
impression telle que les jeunes gens contractaient dès leur bas-
âge une horreur pour l'ivrognerie, qui durait ordinairement toute
la vie, et les préservait de tomber dans ce vice honteux. C'était
là une leçon *ad inaginem,* et une vive photographie du vice de
l'ivrognerie qui avance, qui abrège si fort les jours de ceux qui
s'y livrent à corps perdu. Hein ! n'est-ce pas vrai, mon ami ?
Repassez en vous-même la longueur de l'existence des vrais
ivrognes, combien vous la trouverez courte, car en sus que ce vice
désorganise la machine vitale, les ressorts vitaux et accélère la
mort, c'est que souvent elle est hâtée par un accident, une catas-
trophe. J'en ai vu plus d'un, et plus de dix même, depuis
que je jouis de la vue de ce beau ciel, périr de cette manière :
l'un se faisant brûler, l'autre tombant dans un puits, un troisième
gelé le long du chemin, un quatrième tombant de sa voiture, un
cinquième, en vomissant son vin, ses orgies, vomir *sa vie,* etc.,
etc., etc. Attention donc de ne pas contracter ce vice d'ivrognerie,
si dégradant, si déshonorant, si pernicieux, si dangereux et si
nuisible à la longévité que nous devons tous avoir en vue, et
prendre les précautions ci-dessus indiquées et voulues pour y
arriver, moyennant le secours divin, la grâce que Dieu ne nous
refusera pas si nous la lui demandons sincèrement, c'est-à-dire
avec foi, sans défiance, car celui qui est dans la défiance ressemble au flot de la mer qui est agitée, emporté çà et là par la
violence du vent. (Saint Jacques, épitre catholique, chapitre 1er,
verset 6.)

Le vingt-deuxième : J'ai connu un jeune homme de 25 ans,
brave garçon, plein d'esprit, de bon sens, de raison, et d'une vie
très régulière, pour qui la présence d'un homme *ivre* était un
véritable supplice. A chaque occasion qui se présentait, il faisait
de vifs et graves reproches à ces sortes de gens, et pendant leur
ivresse, et après ; mais, dans l'un et l'autre cas, il perdait son
latin, toujours ils alléguaient des raisons pour faire trouver leur
droit bon, à leur point de vue ; comme ces vieux pécheurs
endurcis, leur intelligence était fermée à la conversion, il leur
fallait des arguments *ad hominem* pour les battre, leur faire
sentir par sa propre expérience comment l'on descend peu à peu
dans l'*ivresse,* comment on y est une fois descendu, et comment
on se trouve une fois sorti de cet état. Un jour donc, il prit la
résolution de s'enivrer : il le fit peu à peu, en s'étudiant à chaque
marche de descente pour ainsi dire, puis dans la cave, c'est-à-

dire dans l'ivresse, il s'étudia autant que possible ; puis enfin,
en étant sorti, il s'étudia encore. Il a remarqué qu'en s'*enivrant*
on s'en aperçoit facilement ; donc, dit-il, on peut s'éviter ce vice
par la *réflexion,* et la volonté alors d'user des biens de la vie,
en homme de sens et de raison que Dieu nous a donnés pour
nous conduire selon ses vues, c'est-à-dire honnêtement et bien-
séamment.....; il a remarqué qu'étant *ivre,* il ne lui restait plus
rien de ce qui constitue la créature formée à l'image et à la ressemblance de Dieu, plus d'esprit, ni de sens, ni de raison :
brute... brute... encore le plus inepte, comme un c..... ou un p...,
devinez ; il a remarqué enfin, qu'étant sorti de l'*ivresse,* il avait
honte de lui-même d'avoir perdu pendant un certain temps sa
noble dignité d'*homme* qui, à l'exemple d'Aristote, peut péné-
trer les cieux ou les parcourir, comme Newton, Galilée, Cassini,
Cavallieri, Huyghens, etc., etc. Et il conclut de toutes ces
remarques qu'il ne comprend pas un homme qui, s'étant enivré
une fois, soit volontairement, soit involontairement, tombe dans
la récidive. Il faut alors, dit-il, qu'il se dépouille de la raison
humaine pour se revêtir de la raison animale de ces animaux
immondes dont je viens de nommer les noms par leurs initiales ;
vous comprenez. Depuis lors, ce jeune homme, l'occasion s'en
présentant, a posé aux ivrognes ses arguments d'expérience,
auxquels ils n'ont pu rien répondre, sinon des balbutiages, et
encore les plus ineptes et les plus dépourvus de bon sens et de
raison ; ce à quoi il s'attendait, du reste, sachant bien qu'un
ivrogne fieffé et chronique est un être incorrigible, et ne peut
pas plus changer qu'un Ethiopien peut changer sa peau de noir
en blanc, dit le prophète Jérémie, chapitre 13, verset 23, ou le
nègre de l'Afrique devenir jaune comme un Chinois, un Japonais
ou un Corésien. Ce brave garçon, voyant qu'il prêchait dans le
désert, comme moi peut-être ici, a profité de son expérience, s'est
toujours bien conduit et est arrivé au terme de sa vie en honnête
homme, en bon chrétien, et estimé des gens de bien du pays, qui
l'ont accompagné à sa dernière demeure terrestre, en attendant la
résurrection générale, qui se fera à la fin des temps, dit le saint
homme Job, au chapitre 19, versets 25, 26, et tout le Nouveau
Testament, en mille endroits çà et là, ou *passim*.

Le vingt-troisième : Voici des malheureuses suites du péché
du vin, de l'ivrognerie : Voulez-vous révéler les secrets de vos
amis ? Enivrez-vous ; voulez-vous révéler vos secrets ? Enivrez-
vous ; voulez-vous révéler les secrets d'Etat, si vous êtes en haute
position et à même de les savoir ? Enivrez-vous ; voulez-vous
être toujours pauvre ? Enivrez-vous ; voulez-vous manger votre
bien, si vous en avez ? Enivrez-vous ; voulez-vous ne jamais en
amasser ? Enivrez-vous ; voulez-vous vous battre avec toute per-
sonne, même vos amis ? Enivrez-vous ; voulez-vous devenir
fainéant, vagabond, ou traineux ? Enivrez-vous ; voulez-vous
blasphémer le saint nom de Dieu à toutes paroles ? Enivrez-vous ;
voulez-vous tenir des discours sales, orduriers, honteux ? Enivrez-
vous ; voulez-vous avoir l'esprit rempli de pensées impures, le
cœur de désirs impurs, l'âme d'affections impures ? Enivrez-vous ;
voulez-vous parfois faire dans votre culotte ce que je ne nomme
pas ?... Enivrez-vous ; voulez-vous montrer votre nudité, comme
Noé ? Enivrez-vous ; voulez-vous commettre inceste avec vos filles,
et les engrosser comme Loth ? Enivrez-vous ; voulez-vous souiller
votre corps par les actions d'onan... dont nous parle la *Genèse,*
chapitre 38, verset 9, et de l'empereur Tibère dans son île de
Caprée, dont nous parle Tacite dans ses *Annales*? Enivrez-vous ;
voulez-vous, comme cet autre empereur romain, Vitellius, devenir
barbare, cruel ? Enivrez-vous comme lui ; voulez-vous avoir
l'infâme courage de manger dans vos orgies de vin, entouré des
têtes de vos ennemis encore sanglantes, comme faisait Marc Antoine
pour plaire à Cléopâtre ? Enivrez-vous comme lui ; voulez-vous
perdre toute considération devant le monde ? Enivrez-vous ; voulez-
vous être montré au doigt ? Enivrez-vous ; voulez-vous être le
jouet des enfants ? Enivrez-vous ; voulez-vous que la marmaille,
les marmots, les bambins, vous crachent au nez, vous salissent
avec la boue des rues, vous jettent des pierres, vous insultent,
vous tiraillent à droite, à gauche, vous appellent avec des gros
mots de halle, vous couvrent de leurs huées ? Enivrez-vous ;
voulez-vous qu'on n'ait aucune foi, aucune confiance en vous ?
Enivrez-vous ; voulez-vous être en guerre avec votre femme,
vos parents ? Enivrez-vous ; voulez-vous donner mauvais exemple
à vos enfants, et par conséquent les perdre? Enivrez-vous ; voulez-
vous être exclus de toute place lucrative ou honorifique de la
commune, de la ville, de l'Etat? Enivrez-vous ; voulez-vous
être mis à remotis dans la société comme un ilote de Lacédémone,
un esclave romain, un paria des Indes ? Enivrez-vous ; et par
dessus tout cela, après vous être perdu dans ce bas-monde par
l'ivrognerie et avoir sensiblement diminué la longueur de vos

jours, voulez-vous, en outre, vous perdre pour l'*Éternité?* Enivrez-vous, car l'apôtre Saint Paul nous dit expressément dans son épître aux Galates, chapitre 5, verset 21, que les *ivrognes* ne posséderont point le royaume des cieux, c'est-à-dire le Paradis, à moins, bien entendu, qu'avant de mourir, ils se reconnaissent sincèrement coupables et demandent pardon à Dieu dans toute l'étendue de leur cœur, comme vient de faire Joseph Jean, ce fameux chef des francs-maçons d'Albi. Il était de plus le chef des radicaux du pays, il déclamait continuellement avec une rage diabolique contre Dieu, contre les prêtres, contre la religion et son divin enseignement. C'était horrible pour un homme d'esprit. Mais étant tombé malade, et se voyant pour mourir, il a fait appeler le curé de sa paroisse, il s'est bien confessé, a reconnu les torts de sa vie, a demandé pardon à Dieu, a reçu les sacrements, s'est disposé de son mieux à mourir chrétiennement, a défendu qu'aucun signe maçonnique fût mis sur son cercueil, ni à son domicile mortuaire, ni à l'église, ni au cimetière, puis est mort en Dieu..... à la confusion et au désespoir de ses adeptes et co-religionnaires. C'est ce que nous voyons dans le journal *l'Avenir de Blois*, sous la rubrique du mercredi 7 mai 1884.

Le vingt-quatrième : Si donc l'Écriture Sainte, au livre de l'*Ecclésiastique*, chapitre 33, verset 29, nous dit que l'oisiveté, ou la paresse, la fainéantise, sont les mères de tous les vices, produisent tous les vices, engendrent tous les vices, fomentent tous les vices, enseignent tous les vices, font naître tous les vices, développent tous les vices renfermés en croupyon au fond du cœur humain dans le résidu du péché de nos premiers parents, Adam et Eve, au commencement du monde — *a pari*, dit Sénèque, dans son épître 83, numéro 4, l'ivrognerie, l'intempérance, la godaille, la goinfrade, la goinfrerie, sont la cause de tout vice, l'école de tout vice, l'excitation à tout vice, la fomentation de tout vice, le développement de tout vice..... *omne vitium*, dit notre auteur latin..... C'est la remarque qu'on a faite dans tous les temps, dans tous les pays du monde, et l'expérience des siècles passés, du siècle présent et des siècles à venir, n'a que trop prouvé, ne prouve que trop et ne prouvera que trop ces deux choses, qui sont la plaie..... la lèpre..... la gangrène de la société, surtout de la nôtre (Français) qui se gangrène de plus en plus avec notre système politique actuel inféodé au franc-maçonnisme, l'ennemi de toute idée religieuse et de Dieu. Nous le voyons tous les jours, en attendant mieux, c'est-à-dire la réalisation de ce que le Saint roi David nous prophétise dans son deuxième psaume.

Voulez-vous jouir continuellement d'une bonne santé et vivre longtemps, du moins généralement parlant, soyez sobre, frugal, tempérant et de bonnes mœurs, bonne vie, bonne conduite, et régulière en tout, sans jamais faire d'excès en quoi que ce soit, ni de corps ni d'esprit, et ne manger et ne boire que quand on a *faim* et *soif* ; et si ces deux choses manquaient ensemble, ou l'une ou l'autre manquait, attendre leur retour, quand même il faudrait attendre deux ou trois jours, c'est-à-dire le retour de la faim et de la soif, signe évident du retour aussi de l'équilibre des humeurs dont un certain volume est nécessaire à la santé, et le surplus lui est nuisible. Attention donc, et pour me servir d'une expression de Saint Paul : *attende lectioni*, épître 1er à Timothée, chapitre 4, verset 13. Voilà pour les gens raisonnables, ou qui suivent la raison publique particulière et le dictamen secret de la conscience.

Si au contraire, vous voulez abréger votre vie et la rendre plus ou moins courte (ce que je ne pense pas, et cependant cela est arrivé, arrive et arrivera toujours, d'une manière ou d'une autre), soyez ivrogne, intempérant, de mauvaises mœurs, de mauvaise vie et de conduite irrégulière, faisant toujours des excès de corps et d'esprit, peu importe en quoi, et mangeant, buvant, en quelque sorte, sans faim, sans soif, c'est-à-dire vivant pour manger et pour boire, plutôt que de manger et boire à la demande de la nature tout simplement, ce qui est bien différent dans les résultats, d'un côté salutaires à la santé, et de l'autre nuisibles à cette santé. Voilà aussi pour les gens déraisonnables, ou ceux qui ne suivent pas la raison publique particulière, et le dictamen secret de la conscience.

Tels sont les moyens de prolonger son existence sur cette terre, employés par les anciens, suivant Ovide, *Fastes*, livre 4, vers 370, et moyens que Dieu a donnés aux hommes dès l'origine, que la nature suggère *in petto*, et que l'expérience confirme comme vrais ; tels sont les conseils que j'expose à cet égard. Ces moyens, ces conseils je les ai suivis moi-même toute ma vie ; surtout d'une manière plus exacte, depuis plus de 60 ans : je

m'en suis bien trouvé, et continue toujours à bien m'en trouver, et en bonne santé pour le corps et en bonne santé pour l'esprit, c'est-à-dire, activité d'une part, lucidité, intelligence de l'autre. Et dans ce moment, comme je l'ai déjà dit, j'ai 84 ans. Il est vrai que je n'ai pas l'agilité du corps et la souplesse des membres comme à l'âge de 25 ans. Mais si mon physique a faibli par le nombre des années, mon moral s'est très bien conservé jusqu'à ce jour ; car il me semble que si j'étais général, le sabre à la main, le pistolet au côté, le casque en tête, et monté sur un Bucéphale comme Alexandre, à l'instar du vieux Massinissa, roi de Numidie (aujourd'hui l'Algérie française), dont nous parle Salluste, je pourrais, dans une bataille, commander mes armées avec un coup d'œil, une stratégie raisonnée pour vaincre l'ennemi ; c'est dire que j'ai encore la perspicacité de l'entendement et de l'intellect, la raideur du caractère, la force de la volonté, la mémoire toujours fraîche, comme au passé. Jusqu'où cela ira-t-il? Je n'en sais rien. Tout ce que je sais, c'est que je ne changerais pas mon système, mon régime de vie pour tous les trésors du monde, ou les mines aurifères de l'antique Pactole, de l'Uruguay, du Potosi, de la Californie, de l'Australie, etc., etc. Car, comme dit Jésus-Christ, à quoi me serviraient tous ces trésors qui ne pourraient pas allonger ma vie de la valeur temporelle d'une minute. Je m'en tiens donc *mordicus*, au régime de sobriété, de frugalité, de tempérance, d'abstention de ce qui peut enivrer, comme aussi de viande, malgré les épithètes d'*intéressé*, de *ladre* même d'avaricieux dont je suis saturé, et pour ainsi dire, honni par un certain monde vinicole, ou adorateur du vin, et carnivore, ou mangeur de viande, et laïques, même confrères qui vivent, en véritables épicuriens, qui se voient, se traitent en véritables disciples d'Épicure, c'est-à-dire, en véritables ennemis de la croix de Jésus-Christ, dont le ventre, le plaisir de leur ventre, la satisfaction de leur ventre est leur *dieu*. Grave inculpation, me direz-vous. Tout beau, mon ami, attendez et lisez, je n'avance rien que je ne prouve, vous me connaissez assez. Nous lisons tous dans l'épître de Saint Paul adressée aux Philippiens, chapitre 3, versets 18, 19, que des chrétiens, des prêtres vivaient en ennemis de la croix de Jésus-Christ, faisant un dieu de leur ventre : *Quorum Deus venter est*. C'est aussi l'observation et le reproche que Chevassu adressait et adresse aux prêtres, aux curés de son temps, dans ses *Méditations ecclésiastiques*, aux articles : des repas... des festins ecclésiastiques... ainsi que bien d'autres traitant de nos devoirs. Mais que diraient ces messieurs, surtout Saint Paul, s'ils vivaient de nos temps où ces repas, ces festins de curés sont portés au scandale par leur multiplicité et leur abondance de mets à la Lucullus, en quelque sorte? C'est un véritable dévergondage dans les fastes culinaires sacerdotaux, qui date, d'après ma remarque, depuis l'année 1830, et qui va toujours en augmentant. Ce qui est cause, surtout, que mes confrères me dédaignent, parce que je ne veux pas faire comme eux. Dieu m'en garde toujours, et le bon Saint Paul aussi!

Mais je me fiche de ces quelques laïques et confrères zoïles envieux et critiques indus, comme de l'an 40 qui est passé. S'ils me laissent là, parce que je ne veux pas les imiter dans leur conduite de *comessationibus*, et relique, moi je les laisse pour ce qu'ils sont : des gourmets, des gourmands, des épicuriens, fort de mon devoir ecclésiastique et de ma vie de prêtre, de curé principalement. Je demeure stable sur mon rocher de Saint-Michel, ou de Sainte-Hélène, si vous voulez, c'est-à-dire, sur mon cap, contemplant de là les adversaires actuels de mon régime antédiluvien, post-diluvien, et suivi encore plus, ou moins longtemps après, contemplant de là, dis-je, mes susdits adversaires se débattre sur cette mer du monde contre les maladies, les infirmités de toutes sortes, qui les attaquent, les assaillent, les empoignent, les tourmentent, et les conduisent peu à peu à la barque à Caron; c'est-à-dire, à la mort, avant le temps. C'est ce que nous voyons toujours, n'en déplaise à mes zoïles, comme aussi nous voyons toujours les partisans de mon régime, ou mes imitateurs, conduits à cette barque de la mort que bien plus tard, c'est-à-dire, après une longévité plus longuement filée par les Parques, à moins d'accidents, bien entendu, et qu'on ne peut prévoir, avec la recette même de Nostradamus ou de Cardan.

O ! saint régime de vie que j'ai suivi, que je suis, que je suivrai jusqu'au bout de mon existence ; régime divin, je vous salue! Vous êtes sorti de Dieu au commencement de toutes choses, Dieu vous a mis dans les êtres qu'il a créés à la vie, mais particulièrement dans la créature humaine, qu'il a douée de sens, de raison et de conscience, pour la diriger par ce sentiment intérieur qui l'avertit du *bien* ou du *mal* qu'elle fait ; conséquemment, vous êtes dans la nature des êtres pour dire, ou plutôt pour inspirer à tout ce qui a vie à entretenir et à conserver : Mangez et buvez, à votre besoin, et non au delà ; c'est ce que font les divers animaux, grands et petits, qui se remuent, grouillent sur la terre, à partir du ciron à l'éléphant, ou béhémoth de Job ; c'est ce que font les divers oiseaux, grands et petits, qui se remuent et grouillent dans l'air, à partir de l'oiseau-mouche à l'aigle ; c'est ce que font les divers poissons, grands et petits, qui se remuent et grouillent dans les mers, à partir du fretin à la baleine, ou léviathan dudit Job ; tous mangent, boivent, se repaissent à l'appétit de la nature, puis, cet appétit satisfait, ils s'arrêtent, comme si Dieu leur disait instinctivement : halte, halte-là. Mais les hommes, les hommes seuls, du moins un certain nombre d'entre eux, et il est grand, il faut le dire, à la honte de l'humanité, moins avisés, moins retenus, moins sages, satisfaits, repus dans leur appétit, mangent encore, boivent encore au delà de cet appétit ou besoin de la nature, surtout en fait de bonne chère, de vin et d'autres boissons artificielles ; c'est ce qui constitue alors les *ivrognes,* les *gourmands,* les *goinfres,* les *goulus,* etc., etc., etc., qui alors sont moins sobres, moins tempérants naturellement que ces animaux qui voyagent sur la terre, ces oiseaux qui volent dans l'air, ces poissons qui nagent dans la mer. Voilà l'état d'avilissement où en sont tous ces hommes-là, ces gens-là avec toute leur raison, leur esprit dont ils se pavanent. Ceux d'entre eux à qui il pourra arriver ces lignes, seront-ils désaveuglés de leur quasi idiotisme, résultat nécessaire de leurs ivrogneries, de leurs orgies, de leurs excès en tous genres ? — Peut-être *oui ;* peut-être *non.* Dans ce dernier cas, je dis à ceux-ci : Pauvres hommes ! que vous êtes petits ! que vous êtes abjects ! et bien au-dessous des animaux, des oiseaux, des poissons même ? En vérité, c'est-à-dire sur ces gens-là, pouah ! pouah ! ou le dégoût que la nature nous inspire en présence de leurs faits et gestes, ou le *haro* que la société, de son côté, nous inspire aussi sur ces gens pour les repousser en quelque sorte de son sein, les regardant comme des parias, vu qu'ils font honte à la société et la discréditent. Aussi une loi a-t-elle été votée par nos Chambres françaises pour appréhender au corps ces gens-là, c'est-à-dire les ivrognes, les sacs à vin, bien entendu en état d'ivresse complète, qui se trouvent dans les cabarets, le long des rues, sur les places publiques, pour les conduire au poste pour ensuite les juger, les condamner à une amende et punition quelconque ; malheureusement cette loi est bientôt devenue lettre morte, tombée en désuétude et non exécutée, au grand regret de tous les honnêtes gens et de la bonne et saine société civile, qui demanderait l'application ferme et constante de cette bonne loi pour la purger, autant que possible, de cette plaie odieuse qui la déshonore, et de ce virus gangreneux qui fait des prosélytes par les mauvais exemples qu'il donne. Mais je ne puis dire et écrire que ceci, sans pouvoir faire autre chose à cet égard ; Dieu veuille que les choses changent, il est le maître ; à sa volonté, alors..... puisque sa Providence gouverne tout, dit la Sainte Ecriture, au livre de la *Sagesse,* chapitre 14, verset 3. *Tua Providentia, Domine pater, gubernat omnia.*

Enfin, pour finir, je remercie ma bonne Providence de m'avoir suggéré la pensée, donné la volonté et fourni la force de suivre, pratiquer un *régime hygiénique* si salutaire, si favorable à ma constante et perpétuelle *santé,* et qui me procure une si belle et si heureuse *longévité.* J'expose, préconise, et prouve dans tout cet opuscule l'efficacité de ce bénin régime pour que mes semblables arrivent, comme moi, en le suivant, en le pratiquant, à cet heureux résultat dont j'ai la satisfaction de jouir à mon âge de bientôt 85 ans. C'est curieux, tout le monde me le dit, il n'y en a pas *quatre au cent.* O que je me trouve bien récompensé!!! C'est pourquoi, dans cet esprit, je me propose de suivre toujours ce régime jusqu'au bout de la vie, c'est-à-dire jusqu'au jour où il plaira à Dieu de m'appeler à lui, comme il en a appelé bien d'autres, dans les temps passés, beaucoup plus âgés encore que moi, entre autres Mathusalem (antédiluvien qui a vécu 969 ans selon Moïse, *Genèse,* chapitre 5, verset 27). Je ne prétends pas à une semblable longévité. elle était nécessaire dans les premiers temps pour peupler la terre ; mais comme je suis parti, j'ai un certain espoir et un certain pronostic dans moi-même, au fond du cœur, que Dieu me fera la faveur, la grâce, de pouvoir célébrer mon centenaire, à l'instar de M. Olivier, ancien curé de Neuvy-en-Dunois, mort à 105 ans ; de la mère de M. Tarillon, ci-devant curé de Verdes, morte à 107 ans ; de la mère de M. Laborderie, ancien curé de Sainte-Gemmes, etc., etc., sans parler de quelques autres, mais bien clairsemés, décédés dans notre xixe siècle. Verrai-je ces belles et longues années telles que les ont vues ces gens, car je sais qu'ils les ont eues ainsi jusqu'à leur extinction, sans perdre la vue, l'ouïe, l'entendement, l'esprit, la raison, sinon un peu, bien entendu, à cause du grand âge et de l'affaiblissement des forces physiques ? non je ne sais pas si je verrai ces longues années et dans les mêmes conditions. Tout ce que je puis dire, c'est que rien au monde ne me fera changer ce susdit régime de vie dont je me suis trouvé et me trouve si bien ; non, oui, je le dis ici, en échange, je ne voudrais point de tout l'or de l'ancienne Pactole et des mines du Potosi, du Paraguay, de la Californie, de l'Australie, même de toutes les perles de l'île de Ceylan, cette Taprobane des anciens Romains, et de la côte de la Pescherie ; et je suis persuadé, lecteur, que dans ma petite position de fortune où je suis, à mon âge, et dans le plaisir de santé et de bien-être de corps et d'esprit dont je jouis, et ne m'affectant de rien, laissant tout à la volonté de Dieu et au gouvernement de sa Providence sur moi, vous en diriez et feriez tout autant que celui qui vous écrit ceci, car pour me servir des paroles de Notre-Seigneur que nous lisons dans les évangélistes, entre autres Saint Matthieu, chapitre 16, verset 26 : Que me serviraient tous les trésors du monde dans ce cas ? Quel bonheur pourraient-ils me donner de plus ? ou plutôt ils me donneraient de la peine, du tourment. de l'embarras, même beaucoup d'inquiétudes, car je ne pourrais gérer seul ces grands biens, il me faudrait pour cela des régisseurs, pour la plupart (pour ne pas dire tous) des harpies..... et des Harpagons, non pour leurs maîtres, mais pour eux. Je suis bien comme je suis, je fuis tout, j'avise à tout par moi-même, quoi de mieux ? quoi de plus agréable ? ô quel plaisir j'éprouve à me remuer dans ma petite sphère? ô sphère sacrée, dit Saint Paul, puisque, d'après cet apôtre parlant aux Athéniens dans l'*Aréopage,* selon que nous le voyons au livre des *Actes des Apôtres,* chapitre 17, verset 28, « nous sommes en Dieu, nous vivons en Dieu, nous nous remuons en Dieu ». Que notre Père éternel à tous soit donc loué et béni dans tous les siècles des siècles ! *Amen, amen, fiat, fiat!*

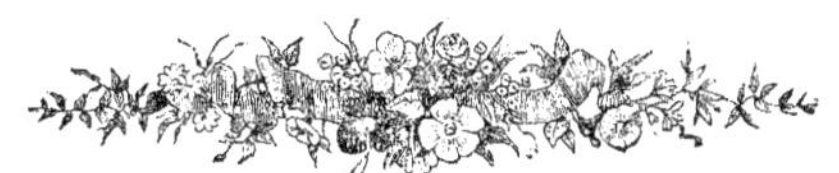

Efficacité de l'Eau

Il est certain que Dieu en créant tout au commencement du monde, composant surtout les trois règnes, l'animal, le végétal et le minéral, a attribué diversement à chacun d'eux, et à leurs parties diverses, des vertus, des propriétés bonnes et mauvaises, c'est-à-dire salutaires et nuisibles, à l'homme pour qui toutes ces choses ont été créées comme étant le *roi de la nature*, ou plutôt le vice-roi de Dieu qui lui a construit un superbe palais pour y habiter (l'Univers), qui a émerveillé, qui émerveille et émerveillera toujours les hommes, les uns après les autres, soit en le parcourant sur *mer* comme Magellan, Dampierre, Dumont d'Urville, et bien d'autres..... soit en le parcourant sur *terre* comme Goez, Quiros, Chardin, Thévenot, Tavernier, Avril, Tachard et bien d'autres ; soit en le parcourant dans les cieux avec télescopes, comme Cavalieri, Cassini, Newton, Tycho-Brahé, Huygheus et bien d'autres. Et le saint roi David, en considérant cet univers, surtout sa si admirable voûte étoilée, par une belle nuit d'été, que disait-il ? Ceci : « Les cieux racontent la gloire de « Dieu et le firmament publie l'ouvrage de ses mains divines », psaume 18, verset 1er. Cette vue faisait tomber dans l'extase Aristote, Thalès, suivant Diogène Laërce et Fénelon dans leurs *Vies des anciens Philosophes ;* Cicéron, comme nous le voyons dans ses *Béatitudes philosophiques*, au livre 1er de ses *Tusculanes*, numéros 44, 45 ; Saint Jean Chrysostôme, comme nous le lisons dans sa 9e homélie au peuple d'Antioche ; Young, selon que nous le lisons aussi dans sa 8e nuit, etc., etc.

Toutes ces vertus, ces propriétés, se trouvent surtout renfermées dans les divers animaux, à partir du ciron jusqu'à l'éléphant, le béhémoth de Job dans les divers poissous, à partir du fretin jusqu'à la baleine, le léviathan de cet Arabe ; dans les divers oiseaux, à partir de l'oiseau-mouche jusqu'à l'aigle, cet oiseau de Jupiter selon les payens ; dans les divers végétaux, à partir de l'hysope jusqu'au cèdre du Liban ; et dans les divers minéraux, dont les uns sont utiles à la santé, à la vie, comme entre autres le sel gemme qu'on fouille dans la terre, en Pologne et ailleurs, et les autres nuisibles à cette santé, à cette vie, comme entre autres l'arsenic, métal d'un gris brillant assez semblable au fer.

Je ne sache pas, du moins l'Histoire ne nous en fait aucunement mention, que les hommes aient eu connaissance de toutes les vertus, de toutes les propriétés de ces divers règnes dans chacune de leurs parties, depuis Adam et Eve jusqu'au déluge, et de ce cataclysme universel jusqu'au célèbre roi Salomon qui vivait environ mille ans avant Notre-Seigneur Jésus-Christ. Seulement, ils ont eu connaissance de quelques-unes de ces vertus, de ces propriétés des divers règnes, par suite de réflexions, de combinaisons, d'observations, d'expériences, et même de secrets que Dieu leur a révélés par l'effet du hasard, ou en songe, ou autrement, comme nous en fait foi, entre autres preuves, le livre de la *Genèse*, de Moïse, aux chapitres 30, 31, où nous voyons Jacob mettre dans l'eau où s'abreuvaient ses brebis des branches vertes de peupliers, d'amandiers, de platanes, pelées plus ou moins çà et là, pour que les brebis, en buvant, les vissent, les regardassent, et conçussent, au moment du coït, des agneaux tachetés de diverses couleurs, ce qui arriva par secret de la nature que nous pouvons vérifier, s'il nous plaît.

Il est certain encore que Dieu a donné à ce roi Salomon la connaissance de toutes les vertus, de toutes les propriétés de tous les objets formant tous ces règnes : animal, végétal, minéral ; c'est ce que nous voyons dans le 3e livre *Des Rois*, chapitre 6, verset 33, commenté par de Sacy, et au livre de la *Sagesse*, chapitre 7, versets 20, 21, commenté encore par de Sacy. Malheureusement les livres qui traitaient de toutes ces vertus, de toutes ces propriétés ont été perdus, soit dans une captivité, soit dans une autre, ou autrement. C'est bien fâcheux, car que de secrets de la nature ne saurions-nous pas ? entre autres celui que l'ange Raphaël a donné au fils Tobie par le *fiel* d'un poisson qu'on ne connaît point, pour guérir radicalement son père, devenu aveugle par suite de la fiente chaude d'hirondelle qui était tombée sur ses yeux pendant qu'il se reposait et dormait au pied d'un mur, suivant que nous lisons ces choses dans le livre de *Tobie*, chapitre 2, versets 10, 11 ; chapitre 6, versets 5 et suivants, et chapitre 11, versets 13, 14, 15. Ce poisson qu'on ne connaît pas, Pline le naturaliste prétend que c'est celui dont il nous donne le détail au livre 22, chapitre 7, en disant que ce poisson a un très grand fiel, dont la vertu, la propriété naturelle est de détacher et de nettoyer les taies qui se forment sur les yeux. Sur ce fondement, Saint Grégoire, évêque de Tours, nous raconte dans son livre : *De la Gloire des Confesseurs*, chapitre 40, que son père étant fort malade, une vision lui apparut, lui parla de l'histoire du fiel du poisson qui guérit l'aveuglement de Tobie père ; puis cette vision lui ajouta : Prenez les entrailles d'un poisson, faites-les cuire, rôtir, soumettez votre père à la vapeur de ce rôt, faites-la lui respirer autant que possible, et il sera guéri. La chose ou l'expérience s'est faite ainsi, et la guérison en est résultée. N'est-ce pas là un secret de la nature ? Et combien d'autres n'avons-nous pas perdus en perdant les livres de Salomon, où étaient consignées les vertus, les propriétés de TOUS les divers objets qui composent cette nature, ou plutôt tout ce qui constitue l'ensemble de ce bel et admirable univers, que je salue de nouveau ici.

Depuis Salomon donc, ou la perte de ses susdits livres, on a découvert, ou Dieu a inspiré la découverte, ou le hasard a fait découvrir aujourd'hui une vertu, une propriété d'un objet quelconque de la création dans l'un ou l'autre règne ; demain une autre, et ainsi de suite jusqu'à ce jour, ou au moins développée peu à peu par des expériences pour arriver à ces résultats, ce qui s'est vu au passé et se voit au présent, sinon tous les jours, du moins assez souvent, principalement chez les chimistes, pour arriver eux aussi à des rêves, des combinaisons qui les mettent sur la trace des secrets de la nature, ou des vertus, des propriétés que chacun de ces objets renferme en lui-même pour telle ou telle chose, ou par leur moyen faire, produire, opérer telle ou telle chose encore, ou arriver à tel ou tel résultat, même extraordinaire. Exemples : ô prodiges de la télescopie (télescope), en vertu de laquelle nous pouvons nous promener dans le ciel, visiter les plantes en détail, les constellations en détail, les diverses étoiles en détail, les fixes en détail, nous rendre compte plus ou moins de celles qui constituent la voie lactée, appelée vulgairement le chemin de Saint-Jacques, parvenir même jusqu'au bord de l'empyrée, la demeure des bienheureux, et les saluer, sinon de bouche, du moins avec un signe de la main ; et tout cela comme nous pouvons parcourir, avec voitures et vaisseaux, l'Europe et ses parties, l'Afrique et ses parties, l'Asie et ses parties, l'Amérique et ses parties, l'Océanie et ses différentes îles. — O prodiges de la vaporerie (vapeur), en vertu de laquelle les habitants de Paris, de Lyon, de Marseille, Bordeaux, Nantes, même de Madrid, Lisbonne, Naples, Rome, Palerme, Vienne (Autriche), Prague, Bruxelles, Londres, Dublin, Edimbourg, Copenhague, Stockholm, Saint-Pétersbourg, Moscou, etc., etc., sont quasi nos voisins, puisque nous pouvons les visiter en peu d'heures, par le moyen de wagons, qui nous transportent aussi vite pour ainsi dire que le vol des oiseaux. — O prodiges de l'électricité, qui fait connaître *dans un instant* à Paris, et plus vite que j'écris ces lignes à mon âge, les nouvelles de toute la France, même de l'Europe, de l'Asie, de l'Afrique, de l'Amérique.....

Voilà comme les hommes, Dieu les aidant sans aucun doute, à force de recherches, de méditations, de réflexions, de rêveries, d'alambiquement de l'esprit, d'essais, ont trouvé, au moyen de l'électricité répandue dans toute la nature, la manière de correspondre quasi instantanément d'un lieu à un autre, par l'usage de fils de fer électriques portant les nouvelles quasi aussi promptement qu'un éclair qui, partant d'une nuée à l'orient, est vite vu à l'occident. Quels magnifiques *secrets*, avec bien d'autres que je n'énumère pas, qu'on a trouvés dans les *arcarnes* de la nature, après la déperdition des livres de Salomon, et secrets qu'on a retrouvés peu à peu, qu'on retrouve peu à peu, et qu'on retrouvera toujours peu à peu jusqu'à la fin des siècles!

En attendant, je puis dire et dis ici, que quoique non chimiste, ni lecteur de livres de chimie, j'ai trouvé, pour ma part, un de ces secrets de la nature, qui m'a fait connaître l'*efficacité de l'eau* en chirurgie. C'est le hasard, ou plutôt l'idée instinctive de mon bien, de ma conservation et de ma guérison, qui me l'a fait connaître, à peu près comme le chien qui mange instinctivement d'une herbe appelée chiendent, pour sa guérison qu'il ne manque pas d'obtenir par la pratique de ce secret aimé en lui, ainsi que la brebis qui lèche une pierre de sel, si elle en a à sa disposition, pour en obtenir elle aussi le même effet. Vous pouvez m'en croire, j'ai été témoin de ces deux faits. Et combien d'autres que nous ne connaissons pas? Nous pouvons juger de là que les autres divers animaux, grands ou petits, ont leurs médicaments, leurs remèdes dans tels ou tels objets de la création, et au besoin les connaissent par *instinct* pour se guérir de telle ou telle maladie qui n'est pas celle de la mort, puisque tout doit finir et finit, ou d'indisposition, de danger de mort provenant d'accidents, de plaies, de morsures ou autrement. L'homme même dans l'état quasi sauvage à notre regard, combien n'avait-il pas de secrets naturels de guérison? Ceux qui les ont découverts les uns après les autres, et les voyageurs ensuite, nous en font foi. C'est là sans doute la raison pour laquelle ils attribuaient la guérison de leurs maladies ou de leurs plaies par le moyen des simples ou d'autres choses qui leur venaient à l'esprit, à l'idée, par instinct; oui, attribuaient cette guérison aux dieux ou à une divinité quelconque, ou à un être supérieur au-dessus d'eux. De là les païens ont imaginé un dieu de la médecine, qu'ils ont appelé et appellent *Esculape*, dont nous parlent beaucoup d'auteurs anciens, que vous pouvez voir dans un ouvrage de l'abbé Sabatier, intitulé : *Siècles païens*, au mot Esculape. Et ces divers peuples pensaient et pensent juste, avaient et ont raison, car la Sainte Ecriture nous dit, au livre de l'*Ecclésiastique*, chapitre 38, que toute médecine vient de Dieu : que c'est lui qui a fait et fait connaître aux hommes la vertu, la propriété des simples, des plantes, des produits de la terre, comme des vertus, des propriétés de tous les autres objets de la création. C'est ce que reconnaît Hippocrate, le père de la médecine, dans un de ses ouvrages, en disant : « Que sans le secours d'Esculape (nous, chrétiens, nous dirons de Dieu), qui connaissait tous les secrets de la nature, jamais les hommes n'auraient pu inventer les remèdes... » C'est donc lui alors qui en a donné et en donne l'idée et la science aux hommes de fois à autre, et quand il le juge à propos, selon sa bonté et sa Providence. Je reviens à mon secret naturel, fruit de mon idée de guérison pour un accident qui m'arriva, dont voici le détail et l'explication :

Un jour, je m'occupais à quelque chose, il s'agissait de cogner un clou pour le faire entrer plus ou moins dans une planche ou ais ; mais comme ce clou n'entrait pas aussi vite que je le désirais, pour n'être pas bien pointu, je m'irrite (j'étais jeune alors et pétulant), je me mets en colère, mon genre nerveux s'enflamme, la violence se met de la partie ; enfin, je me mets en mesure de frapper un bon coup avec mon marteau, un coup décisif, et, comme les charrons en battant une roue, je m'élance et frappe un vigoureux coup, en faisant, à leur exemple, comme pour m'aider, un pouf significatif. Qui m'aurait vu et entendu aurait ri certainement. Hélas ! il n'y a pas eu de quoi rire pour moi,

car le malheureux hasard a voulu qu'au lieu d'asséner mon coup sur le clou en question, je l'ai fait tomber juste sur le pouce de la main qui le tenait, et l'ai tellement brisé, aplati, réduit en pâte, à partir de la première phalange, qu'il était absolument méconnaissable ; vous auriez dit, en le voyant, comme moi, un petit morceau de chair écrasé, émietté, ni plus ni moins semblable.

A cette vue, je fus stupéfait. Que faire? Appeler un médecin ou un chirurgien ; c'était dans ces temps d'avarice et d'absence de *conscience,* parce que la morale civique qu'on inocule n'a plus de religion ; c'était, à coup sûr, appeler un pillard, un cureur de bourse, sans être sûr de guérison, sinon pour un temps plus ou moins long, avec mille souffrances en attendant la fin, sans revoir un pouce, car bien sûr ce médecin ou chirurgien m'aurait coupé avec son bistouri ce bout de pouce informe, réduit en pâte sanguinolente par mon fait. Et ensuite pour sa guérison, que de voyages? que d'allées et venues? que de médicaments? Il m'aurait fallu une pharmacie, bien, beaucoup, excessivement plus chère que celle qui m'a été inspirée subitement par la nature, l'idée de la conservation qu'elle a donné à tous les êtres indistinctement. Voici ce mode de cure, qui m'a réussi au mieux du monde, sans qu'il m'en coûte une rixdale allemande, un schelling anglais, un sou français, même une obole, moitié jadis d'un denier tournois. Vous êtes étonné, lecteur, votre étonnement va cesser par la preuve ; lisez-la ici :

Incontinent j'appelle ma domestique, j'étais pressé, la douleur se faisait sentir vivement ; je lui dis d'apporter le seau d'eau, j'y mis aussitôt mon pauvre pouce ; je lui commande d'aller vite en tirer un autre au puits et de me l'apporter sans retard ; j'y mis de suite ce pouce ; ce que j'ai répété environ vingt fois sans interruption, c'est-à-dire jusqu'à ce que je ne sente plus aucune douleur, emportée par la froideur de l'eau (nous étions en été), et jusqu'à ce que aussi le sang fût totalement étanché. Arrive que la chair de mon pauvre pouce brisé, broyé, aplati, émietté, réduit en pâte sanguinolente, devint toute blanche, je n'y voyais plus d'ongle, tant tout était mélangé, confondu par suite de ce maudit coup de marteau. Mais n'endurant plus aucun mal après tant d'immersion de mon triste pouce dans l'eau, je me consolais dans mon malheur. Puis après avoir déploré la perte de ce pouce, que je croyais irréparable, bien certainement, je le fais envelopper avec un petit linge bien propre. Ceci fait, je fais insérer ce pouce dans ce qu'on appelle en campagne un dion, fait en cuir, et me le fais lier, au moyen de ses cordons, par dessus le poignet pour qu'il demeure stable, avec l'intention de le défaire, si la douleur me reprenait, pour voir que faire, ou pour le nettoyer en cas que ces chairs vinssent à se carier et à se tourner en pus, ce que je sentirais bien du reste par les débats et les élancements, selon que cela a lieu en tous maux ou blessures qui ne sont pas guéris. Mais, ô surprise ! j'attends un jour, deux, même quatre jours ; point d'élancement, point de douleur, j'attends, j'attends encore, même calme, même silence de douleurs, je n'en sentais pas plus que dans le pouce intact. Enfin, au bout d'environ trois mois, étonné excessivement de pouvoir alors me servir de ce pouce comme de l'autre, sans aucune douleur, je me le fais développer. Que vois-je? O miracle de la nature!!! Je vois, et ma servante aussi, un très beau pouce, comme celui d'un enfant, c'est-à-dire un pouce neuf. Je fus émerveillé de cette transformation. Voilà l'œuvre de la nature et de la vertu de l'eau. J'en suis garant ; oui, je le répète, j'en suis garant ; vous ne pouvez le nier, autrement je vous enverrais à Charenton, ou, comme disait Horace de quelqu'un, *navyiet Anticyram*, livre 2, satire 3, vers 167, qu'il aille ou que vous alliez à Anticyre, afin d'y prendre une bonne dose d'ellébore pour vous guérir de la maladie que les latins, entre autres Cicéron, appelaient *insanitas*, et que nous, Français (néologues), nous appelons *insanité*.

Ce succès de guérison par la vertu de l'eau m'en a procuré un autre, toujours par la vertu de l'eau, et que voici : Je m'occupais à rendre pointu un vieil épieu avec ma serpette. N'étant pas à mon aise, je pris une vieille planche mise à remotis, et, sans l'examiner, je la place à la disposition d'un de mes genoux et me laisse tomber sur elle de toute la pesanteur de mon corps. Malheureusement, en plaçant cette planche, je mis par mégarde la face de bas en haut, où se trouvait une longue pointe rouillée, dite de Paris, qui émergeait sur cette planche de plus de quatre centimètres (environ un pouce et demi). Je tombe juste sur cette pointe, qui entra en entier dans mon genou, entre la rotule et le mouvement. Au mal que j'ai éprouvé, je me suis aperçu de mon erreur. Je me relève vite, la plaie saignait fort. Je me suis fait apporter successivement plusieurs seaux d'eau du puits, et j'y ai immergé mon genou jusqu'à ce que la douleur eût cessé et que le sang eût cessé aussi de couler. Puis je me suis mis au lit et j'y suis resté plusieurs jours. Là, quoique ne sentant plus aucun mal depuis mes diverses immersions, néanmoins sachant que la lésion du corps en cette partie est excessivement dangereuse, je me disais : Hélas ! bien sûr, il va se former une ankylose à mon pauvre genou pour avoir déchiré, détruit le cours, les fonctions de la *synovie*, si précieuse, si nécessaire dans les articulations du genou pour pouvoir marcher. Je me désolais donc. D'un autre côté, n'endurant aucun mal, même dans mes mouvements sur ma couche, j'avais une lueur d'espérance que tout irait bien et que mon malheureux accident ne m'occasionnerait pas une ankylose à pouvoir m'empêcher de marcher. Dans cet espoir qui était en moi, et fondé sur la vertu médicale de l'eau, que j'avais déjà éprouvée, je me levai de mon lit au bout de quatre jours. O surprise ! ô étonnement et stupéfaction même ! Etant sur mes pieds, je me mis à marcher, et je marchais comme d'ordinaire, sans ressentir aucune difficulté, pas plus dans ce genou en question que dans l'autre, et, de plus, le trou de la pointe était parfaitement cicatrisé. Voilà encore une cure produite par la vertu, la propriété de l'eau, et qui ne m'a rien coûté, tant la nature est tout ensemble riche et simple dans ses opérations. Ce qui suit va encore bien le faire connaître :

J'avais environ 30 ans ; j'étais alors (en 1830) curé, desservant d'Autainville, lorsqu'une infirmité grave m'atteignit : c'était une rétention d'urine qui germait une autre infirmité, la gravelle, causée par le sédiment de cette eau non expulsée à temps. Pendant quinze jours, ne faisant presque plus d'eau, travaillé par des coliques dites de miséréré, ne pouvant dormir, par suite d'envies, d'essais continuels d'uriner à chaque instant, je me décidai à aller voir, en cet état, non un dévot du dieu Esculape, il n'y croyait pas, comme bon chrétien, mais un vrai disciple d'Hippocrate : c'était le bon et honnête M. Pendellé, docteur-médecin à Beaugency. A mon arrivée, je lui expose ma malheureuse position. Il la conçoit tout d'abord. Il commence par m'ausculter des pieds à la tête ; puis me dit qu'étant très disposé, c'est-à-dire prédisposé, par mon physique à la rétention d'urine, et conséquemment à la gravelle, et plus tard à la pierre, maladies terribles qui commençaient à m'assaillir, il me fallait un régime spécial pour m'en délivrer présentement et empêcher leur retour, puisqu'elles n'étaient pas chroniques, ne faisant que de naître ; que ce régime, c'était de boire désormais de l'eau, faire usage de vin seulement pour dire la messe ; point ou très peu de liqueurs et de café, encore de lointain en lointain, ni rien de ce qui a fermenté ; point aussi ou très peu de viande, peu importe de quelle espèce de chair, mais force légumes de divers genres, comme aussi force laitage, à l'instar des forts et vigoureux Celtes, ou Germains, et Gaulois, qui faisaient trembler les Romains, au rapport de Salluste : *Guerre de Jugurtha*, chapitre 72. Alors aliments, nourritures constamment maigres, comme aux jours de jeûnes de l'Eglise. Puis il m'a ajouté : Comme cette rétention d'urine ne vous tient que depuis quinze jours, et que les curés ne sont pas riches, avec leur petit traitement, je ne veux pas profiter de l'occasion, comme tout autre pourrait le faire, pour vous exploiter avec notre pharmacopée à nous autres médecins, et peut-être sans succès ; je connais un moyen plus sûr pour vous guérir de votre maladie naissante, c'est d'avoir recours à l'eau qui, par sa nature dissolvante, rafraîchissante, nourrissante, par ses sucs vitaux, et créée enfin pour le bon fonctionnement de notre organisme vital, a une vertu médicale reconnue, en tout temps, en tout lieu et chez tous les peuples, comme une sorte de *panacée*, d'après une foule de remarques, d'observations et d'épreuves confirmées par l'expérience. Ce régime d'eau dont je vous propose de faire usage pendant deux ou trois semaines, vous guérira, je pense, sinon j'appliquerai la pharmaceutique de moi, de nous connue.

Nanti de cette ordonnance, que j'appelle ici naturelle ou de la nature, je m'en vais chez moi, bien résolu de la suivre. Je commençai dès le lendemain à la mettre ponctuellement en pratique. Pendant cinq ou six jours, je n'éprouvais guère de mieux, je sentais seulement une espèce de mouvement, de dissolution, à l'instar de ces neiges qui fondent sur les montagnes des Alpes, des Pyrénées, au contact des rayons solaires des mois de mai ou de juin. Plus j'allais, plus ce travail intestinal, que je comparais en quelque sorte au bruit sourd des volcans Vésuve, Etna, Hécla, etc., etc., lorsqu'ils veulent vomir leurs laves ; oui, plus j'allais, plus ce travail s'accentuait..... Enfin, au bout de dix

jours, j'urine. Quoi ? Sang et eau. Deux heures après, cette matière, qui d'abord était épaisse, bourbeuse, vaseuse, devenait gravelée, s'attachant aux parois de mon vase de nuit, à l'instar de celle d'un bon vin, qui s'attache aussi aux parois du fût qui le contient. Cet écoulement, assez souvent répété du commencement, devint peu à peu moins rouge, puis rougeâtre, et, au bout de 15 ou 16 jours, mon abdomen fut totalement désenflé, plus aucunement tendu, je sentais mes viscères débarrassés ; mes douleurs se passèrent, ma bonne santé était revenue, la nature fonctionnait comme jadis, et mon eau redevint telle qu'elle était auparavant, c'est-à-dire d'un petit jaune signe d'une bonne sécrétion, et très claire, de manière à voir au travers une pièce de monnaie au fond du pot. Je me regardais donc comme sauvé, et je l'étais en effet. Et, dans ma joie, si j'avais eu le pouvoir d'un Sésostris, d'un Nabuchodonosor, d'un Cyrus, d'un Alexandre, d'un César, d'un Auguste, d'un Tamerlan, d'un Gengis-Khan, d'un Charlemagne, d'un Washington, d'un Napoléon Ier, etc., etc., j'aurais fait chanter un *Te Deum* dans toutes les localités de mes Etats, auraient-ils été aux antipodes ; mais, simple curé d'une petite paroisse, je me suis contenté de remercier Dieu dans mon intérieur, dans ma chambre (comme je le fais encore aujourd'hui), en récitant le bel hymne de Saint Ambroise et de Saint Augustin.

Peu après ma délivrance par la vertu bienfaisante de l'eau, et me trouvant, comme jadis, vif, alerte et parfaitement guéri, je me suis dit : Mais il faut que je rende compte à mon médecin, en lui portant de mon eau, pour qu'il juge de mon état présent. Je prends donc une fiole bien claire, je la remplis de mon urine ; puis je reprends le chemin pour Beaugency, en fredonnant de temps en temps le long de ma route le cantique de la Sainte Vierge Marie qui commence par ces mots : *Magnificat anima mea Dominum...*, ainsi que celui de Judith : *Cantate Domino...*, chapitre 16, versets 2 et suivants, célébrant la délivrance de la ville de Béthulie des mains d'Holopherne ; celui de Moïse, *Exode*, chapitre 15, versets 1er et suivants : *Cantemus Domino...*, célébrant le passage de la Mer Rouge à pied sec et la défaite des Egyptiens ; le psaume 113, *In exitu...*, de David, célébrant la sortie des Hébreux de l'Egypte, etc., etc. Comme vous voyez, lecteur, les effets merveilleux sur moi des objets de la création, au *présent*, me rappelaient les merveilles de Dieu au *passé*.

Arrivé à cette ville et haute tour carrée dite de César, c'est-à-dire à Beaugency, je sonne à la porte de mon docteur ; il m'ouvre, il m'aperçoit ; il rit, il danse, pardon, il saute en gymnaste. Je ris à mon tour ; étant dans sa cour, je croyais être dans l'Académie des athlètes, à Athènes. Après ses gambades joyeuses, faites comme pour m'inspirer la gymnastique, il s'est écrié, en me disant : « O mon ami, sauvé, sauvé ; oui, sauvé ! Merveille de l'eau, ajoute-t-il. » Il prend ma fiole, il voit mon urine, et répète encore : « Oui, vous êtes sauvé ; suivez dorénavant le régime que je vous ai indiqué, et tout ira bien. » C'est ce que j'ai fait depuis lors et jusqu'à ce jour, 6 juin 1884, sans que la rétention d'urine m'ait repris, c'est-à-dire que j'ai toujours bien uriné, et continue toujours à le bien faire en ordre normal, accoutumé et naturel, grâce à Dieu et à l'eau, à qui il a donné tant de vertus et de propriété. Je continue :

Il m'est arrivé bien des fois de me piquer plus ou moins profondément avec une épingle, une aiguille, une alêne ; de me couper plus ou moins telle ou telle partie du corps avec un couteau, ou autre instrument contondant, ou de me cotir (fouler) la chair par tel ou tel coup ; dans tous ces cas, j'ai toujours eu recours à l'eau, instinctivement et naturellement, comme remède *sub manu* et indiqué par l'instinct qui est en nous comme dans les animaux, du moins on quelques-uns d'entre eux pour certains cas. L'*eau* est donc pour nous, pour l'humanité spécialement, en quelque sorte un remède universel, une panacée, toutefois lorsqu'on sait bien s'en servir, à répétition (changement) fréquente, jusqu'à extinction de la douleur, ou étanchement de sang dans certains cas, ou autrement.

Si donc l'eau, selon qu'on vient de le voir, est un remède efficace pour notre humanité en cas de coups, de blessures, de coupures, de piqûres, de maladies, d'accidents généralement quelconques (il est bon d'en faire au moins l'essai, au besoin), l'eau est aussi efficace pour la guérison des animaux dans ces occurrences, du moins on pourrait en faire également essai, le cas échéant. En attendant, les animaux savent par instinct qu'elle leur est salutaire, même contraire à la mort, qu'ils éprouveraient sans elle dans certains cas. En voici des preuves, que j'allègue ici :

J'ai ouï dire, vers l'année 1846, et le rapporteur me l'a affirmé, qu'un seigneur étant sorti de son château, dont j'ai oublié le nom et le pays, après déjeuner et sur la chaleur du jour, pour se promener dans son parc avec son Médor, bon chien de chasse, et où coulait un ruisseau alimenté par deux bonnes fontaines, entendit tout à coup cet animal, qui courait devant lui, jeter un cri comme si on l'eût assassiné. Il jeta un coup d'œil et vit tout ensemble, et un gros serpent, aspic ou vipère, qui avait piqué ou mordu son chien, et cet animal se plonger dans l'eau fraîche du ruisseau, où il allait et venait comme pour prendre un bain nautique ; puis, deux ou trois minutes après, retourner au combat avec le serpent, qui restait là en l'attendant. Ce manège se répéta au moins quatre ou cinq fois, car à toutes les fois que le chien était mordu ou piqué, il retournait vite se replonger dans l'eau pour y faire les mêmes mouvements, que j'appelle escampades, d'après ce qui m'a été rapporté. Enfin le chien, maître du champ de bataille, comme un résolu et vigoureux athlète, et peut-être aussi pour la sûreté de son seigneur, a laissé sur le carreau ce serpent, c'est-à-dire qu'il l'a tué, étranglé, a débarrassé ce parc. Après quoi il alla se plonger de nouveau dans ce ruisseau, où il demeura plus d'une demi-heure, le parcourant çà et là et y prenant ses ébats, pour amortir sans doute tout venin qui pouvait s'être infiltré dans son sang, et le rendre nul par la vertu bienfaisante de l'eau, qu'il savait par instinct devoir opérer cet heureux résultat, par son appréciation canine. Sorti de l'eau, il retourna à son maître, sain et sauf, parfaitement guéri, reprit ses fonctions auprès de lui, comme au passé, sans s'apercevoir jamais de rien des piqûres ou morsures qu'il venait de détruire, à la grande satisfaction de son seigneur et maître, qui le choya bien davantage et l'aima beaucoup plus à partir de ce jour, pour l'avoir dépêtré de ce crocodile, non du Nil ou du Gange, mais de son parc et ruisseau, ou de ce lion, non de la forêt de Némée, mais de son bois d'agrément, où il n'aurait plus osé se promener sans cette victoire de son Médor, qu'il appelle depuis Hercule. Et cet animal à intelligence fine, disent tous les naturalistes, à partir d'Aristote jusqu'à notre Buffon, faisait mouvoir sa queue, paraissant se gaudir à toute appellation d'Hercule.

Voilà un chien vraiment curieux, qui confirme ma thèse pour avoir été guéri, comme on vient de le voir, du venin subtil de serpent par la vertu de l'eau, qui a annihilé ses funestes, dangereux, et même mortels effets, selon que tout le monde sait. Voici un autre chien qui, mordu ou piqué par un serpent, a été aussi guéri radicalement par la vertu de l'eau. Cette fois, ce n'est pas un ouï-dire, je parle *de visu*. Écoutez, lecteur, ou lisez ; voici la chose, voici le fait :

C'était en 1854. J'étais alors curé au Poislay, en Perche ; j'étais desservi par le bureau de poste de Droué. Le facteur, en me desservant, desservait aussi la commune du Gault, à environ cinq kilomètres de mon bourg. Un jour, étant venu chez moi pour me remettre mes dépêches, il me dit, et je le vis bien, que son petit caniche venait d'être piqué ou mordu par un serpent, sorti d'une forte haie vive qui bordait le chemin, en arrivant au Poislay ; nous le voyons enfler, tant le venin était subtil ; il faisait chaud, le facteur regardait son chien perdu et s'en consolait à l'avance, comme ne lui étant propre qu'à manger ses croûtes, sans aucun profit d'ailleurs. Il se met en route pour le Gault ; son petit et malheureux cerbère suit son maître ; à mi-chemin du Gault, il n'en pouvait plus, il était enflé à pleine peau ; à chaque instant, le facteur s'attendait à le voir crever. Enfin, ils arrivent bientôt au Gault, ce pauvre animal avise une grande mare qu'il avait vue souvent ; soudain, l'instinct inné de la conservation le poussant sans doute, il se précipite dans cette mare comme dans un bain salutaire, il s'y démène, il va, il vient, remuant toujours l'eau pour en avoir plus de fraîcheur dans la douleur qu'il éprouvait, vous croyez bien. Faut-il croire qu'il savait cet axiome : *Contraria contrariis sanantur ;* les contraires sont guéris par les contraires, du moins souvent. Le facteur, sa distribution faite, s'en revient. Il voit encore son chien dans la mare, mais, sourd à son appel, il n'en fait aucun cas, il reste dans l'eau. Son maître file son chemin et arrive chez lui le soir, comme d'ordinaire, sans son caniche. Sa femme, fâchée et devenue pour un moment comme Xantippe ou Xanthippe, femme du bon Socrate, lui en fait de vifs reproches à son arrivée, mais plus heureux que ce grand philosophe de la ville de Cécrops (Athènes), après explication de son mari, elle le laissa souper tranquillement, et déplora la perte de ce caniche qui amusait si bien les enfants, jouant, folâtrant avec eux au retour de la course postale. Les enfants pleurent le caniche comme un ami perdu et trépassé, à l'imitation, en quelque sorte, d'Achille pleurant son ami Patrocle. C'était donc un véritable deuil dans cette famille, surtout à l'égard des enfants. Plus d'une fois, avant d'aller au lit, on ouvre la porte pour y voir le caniche et lui donner à souper, mais toujours point de caniche ; caniche est mort, se disait-on l'un à l'autre, oui, caniche est mort, le venin du serpent qui l'a piqué ou mordu l'aura occasionné, c'est bien sûr. On monte donc au lit avec ces noires idées, et le matin l'on se lève sans s'en préoccuper davantage, comme préoccupation inutile. Mais le lendemain matin au lever, ouvrant la porte, caniche était là, pâle, défait, plat comme une galette, râlant presque la mort par la fatigue et les besoins qui l'étreignaient. Vite on le fait entrer, on lui fait une bonne petite soupe, on lui fait avaler un bouillon restaurant..., enfin toute la maisonnée le soigne à qui mieux mieux. Enfin les forces lui reviennent, il est sauvé, et, touché sans doute de tous les soins qu'on lui a prodigués, il caresse, du moins il fait comme, le maître, la maîtresse et les enfants, et en mangeant son morceau, on voyait la joie canine reluire dans ses yeux, si tristes, si mornes auparavant et après la piqûre ou morsure du serpent, aspic ou vipère, qui l'avait fait tant enfler par le venin qu'il avait infiltré dans son être. Je tiens tout ce détail de ce facteur de poste, qui m'en a fait rapport peu après comme une cure désespérée, faite, obtenue par la vertu de l'eau, à qui son chien a eu recours par un instinct de la nature, inné dans ces animaux et autres, il faut croire, pour leur conservation et guérison dans ce cas, seraient-ils mordus, je pense, par le terrible serpent *boa* des Indes, dont nous parlent tous les voyageurs qui ont visité, parcouru ces plages. N'est-ce pas là un merveilleux effet de la vertu de l'eau ? On ne peut le contester, il est véridique, j'en suis témoin, l'on peut me croire. Et combien d'autres cures semblables obtenues, opérées par la vertu de l'eau, et qu'on ne connaît pas ou qui passent inaperçues, faute d'attention, d'observations, de réflexions sur la *nature,* et sur ce qu'on pourrait remarquer, sinon tous les jours, du moins souvent! Mais non, la plupart des hommes, pour ne pas dire *tous,* mangent, boivent, dorment comme des marmottes, sans voir ni remarquer ce qui se passe sous leurs yeux, ou s'occupent si exclusivement de leurs affaires temporelles, qu'ils ne voient rien, s'aperçoivent de rien et vivent au jour le jour sans rentrer en eux-mêmes pour y entendre par le dictamen de la conscience et la voix de la divinité qui nous parle intérieurement, nous disant à chaque pas que nous sommes entourés des merveilles de la nature, en haut, en bas, dans la terre même, et des effets, des vertus, des propriétés de ces divers objets, créés sous trois ordres, végétal, animal, minéral ; objets, vertus, propriétés que le grand Salomon (fils du saint roi David), le *premier* naturaliste, inspiré, éclairé de Dieu, avait si bien expliqués, détaillés, développés dans ses livres, qui malheureusement sont perdus à jamais, selon que nous l'avons dit plus haut, car tous les naturalistes qui sont venus depuis, à partir d'Aristote et des autres dont j'ai parlé plus haut aussi, ne sont, pour ainsi dire, que des Pygmées, des Mirmidons, même des Lilliputiens (Gulliver) en comparaison de notre grand Salomon, pour sonder, savoir, développer, expliquer en détail les secrets de la nature dans ces trois règnes les uns aux autres, soit pour la conservation, la guérison, soit pour la destruction, la mort.

Nous pouvons donc dire que l'eau est médicinale, et serait très efficace pour la guérison de coups, de blessures, de piqûres, de morsures venimeuses, de plaies, de maladies, de douleurs, d'infirmités, etc., etc., etc., si nous savions en faire l'emploi dans tel et tel cas, par telle et telle manière, c'est-à-dire si nous connaissions tous les secrets de la nature, leurs applications diverses, ce que les hommes ne sauront jamais, malgré leur prétention d'esprit, sinon quelques parties, pour leur faire comprendre leur origine divine : *Genèse,* chapitre 2.

FIN

www.ingramcontent.com/pod-product-compliance
Lightning Source LLC
Chambersburg PA
CBHW071304130726
47998CB00003B/1331